Histaminarme Ernährung

Histamin-Intoleranz Kochbuch mit 99 leckeren Rezepten für einen beschwerdefreien Genuss sowie wichtigen Hintergrundinformationen. Histaminarm kochen leicht gemacht!

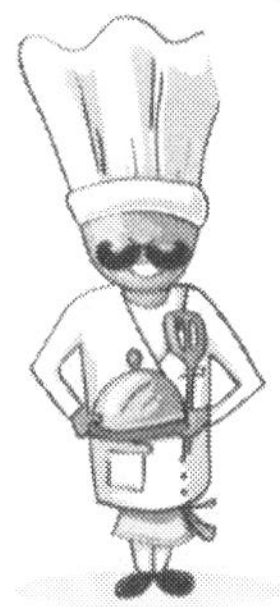

1. Auflage

Inhalt

Einleitung

Auch wenn bis heute keine eindeutige labortechnische Diagnose für eine Histaminerkrankung vorliegt, leiden zahlreiche Personen nach dem Essen von histaminhaltigen Speisen wie gereiftem Käse, Fisch aus der Dose oder Tomaten unter diversen Symptomen.

Die Symptome unterscheiden sich dabei von Betroffenem zu Betroffenem und können von einem Hautausschlag und Juckreiz über Verdauungsbeschwerden bis hin zu Herzrhythmusstörungen reichen.

Unabhängig von der Diagnose besteht die Therapie einer Unverträglichkeit oder Intoleranz gegenüber Histamin in erster Linie aus einer Ernährungsumstellung weg von histaminhaltigen hin zu histaminarmen Lebensmitteln. Diese Ernährungsumstellung wirkt zunächst wie ein Schock, da vor allem in der ersten Phase der Umstellung nicht nur auf histaminhaltige, sondern auch auf histaminfreisetzende Lebensmittel verzichtet werden sollte.

Als ersten Schritt hin zu einer histaminarmen Ernährung und weg von den mitunter belastenden Symptomen möchte Ihnen der folgende Rategeber eine Hilfestellung bieten.

Neben einem kurzen Überblick über Histamin, die verschiedenen Symptome einer Histaminerkrankung sowie den wichtigsten histaminhaltigen und histaminarmen Lebensmitteln, erhalten Sie 99 Rezepte in sieben verschiedenen Kapiteln.

Diese Kapitel umfassen Rezepte für:

- Frühstück
- Hauptspeisen
- Desserts
- Brot und Brötchen
- Kuchen und Gebäck
- Snacks
- Soßen, Dips und Aufstriche

Die Auswahl innerhalb der Kapitel ist sehr breit gefächert, sodass jeder Betroffene und jede Betroffene in der heimischen Küche tätig werden kann, ohne nach dem Essen an Symptomen wie Juckreiz, einer laufenden Nase, Atemwegs- oder Verdauungsbeschwerden leiden zu müssen. Im Allgemeinen gilt jedoch wie bei anderen Allergien und Unverträglichkeiten auch, dass Sie sich langsam an eine Ernährungsumstellung und verschiedene Lebensmittel herantasten sollten.

Dies gilt für Histaminerkrankungen im besonderen Maße, da sich die Symptome sehr unspezifisch zeigen und sich von Person zu Person unterscheiden können.

Was ist Histamin und wie entsteht eine Unverträglichkeit oder Intoleranz?

Histamin gehört zur Gruppe so genannter biogener Amine. Unter Aminen versteht man Abkömmlinge des Ammoniaks. An sich sind diese Stoffe nicht schädlich, sondern sogar wichtig bei der Herstellung von beispielsweise Hormonen oder Vitaminen. Biogen bedeutet nichts anderes, als dass es sich um Stoffe biologischen und nicht synthetischen Ursprungs handelt. Weiter unterschieden wird zwischen endogenen Aminen, die im Körper selbst entstehen und exogenen Aminen, die dem Körper von außen (z.B. über die Nahrung) zugeführt werden. Zum Abbau benötigt der Körper bestimmte Enzyme. Sind nicht genügend Enzyme vorhanden oder übersteigt die Menge an biogenen Aminen die Menge an Enzymen, kann Histamin Beschwerden verursachen.

Genau genommen gibt es keine einzelne Histaminintoleranz, sondern viele verschiedene Histaminerkrankungen. Grob unterschieden werden in erster Linie drei Begriffe. Diese sind:

Begriff	**Erläuterungen**
Histaminose	Der Begriff einer Histamnose bezeichnet lediglich den Zustand des Körpers, sobald der Histaminstatus weit vom Ideal abweicht und dadurch Symptome einer Unverträglichkeit oder Intoleranz entstehen.

Histaminunverträglichkeit	Bei einer Unverträglichkeit kommt es zu Symptomen, die das Wohlbefinden einschränken. Bei dieser Form ist die Ursache der Unverträglichkeit in vielen Fällen nicht bekannt.
Histaminintoleranz	Eine Histaminintoleranz liegt dann vor, wenn nachweislich nicht genügend Enzyme für den Abbau des biogenen Amids zur Verfügung stehen.

Die genauen Ursachen für eine Histaminerkrankung sind bisher nicht ausreichend erforscht. Vermutlich kommt es jedoch zu Störungen, wenn die Menge an Histamin die körpereigene Menge an Enzymen überschreitet, sodass das Histamin nicht abgebaut werden kann und eine Art „Überschwemmung" entsteht.

Die Gründe für einen fehlenden Abbau sind zumeist eine Kombination aus körperlichen Ursachen und Umweltfaktoren. Folgende Ursachen begünstigen die Entstehung einer Histaminunverträglichkeit oder Histaminintoleranz:

- Falsche Ernährungsgewohnheiten
- Leaky-Gut-Syndrom
- Dünndarmfehlbesiedlungen
- Abbaustörungen im Histaminstoffwechsel

- Enzymmangel (kann auch durch einen Mangel an bestimmten Vitaminen (Vitamin B6, Vitamin C, etc.) ausgelöst sein
- Gestörte Enzymfunktion
- Medikamenteneinnahme (Schmerzmittel wie Dicolfenac oder Metamizol, Diuretika wie Furosemid, Schleimlöser wie Acetylcystein, etc.)
- Bestimmte Grunderkrankungen wie Leberentzündungen oder Niereneinschränkungen

Im Allgemeinen gelten Histaminerkrankungen als umstritten und werden nicht von allen Medizinern anerkannt.

Dies liegt nicht nur daran, dass die Symptome sehr unterschiedlich ausfallen können und mit anderen Erkrankungen und Unverträglichkeiten verwechselt werden können, sondern auch daran, dass eine Histaminunverträglichkeit oder Histaminintoleranz in vielen Fällen nicht eindeutig diagnostisch nachgewiesen werden kann.

Fakt ist jedoch, dass viele Menschen an den Symptomen leiden und mit einer Umstellung ihrer Ernährungsgewohnheiten eine deutliche Besserung erfahren.

Die größte Gruppe von Betroffenen sind Frauen im mittleren Lebensalter, weshalb Hormone bei der Entstehung ebenfalls eine Rolle spielen könnten.

Symptome einer Histaminerkrankung

Die Symptome einer Histaminerkrankung können verschiedene Organe betreffen und sind bei jedem Patienten sehr individuell. Gemeinsam haben alle Betroffenen nur, dass die Symptome unmittelbar im Zusammenhang mit oder kurz nach der Nahrungsaufnahme auftreten.

Manche leiden nur schubweise unter den Symptomen, andere dauerhaft oder chronisch.

Die Symptome ähneln insgesamt denen einer Allergie oder eines Ateminfektes. Zu den häufigsten Symptomen zählen unter anderem:

Körperbereich	**Symptome**
Atemorgane	• Verstopfte Nase • Fließschnupfen • Niesen • Hustenreiz • Probleme bei der Atmung
Verdauungsorgane	• Bauchkrämpfe • Blähungen • Übelkeit • Erbrechen • Völlegefühl • Sodbrennen • Durchfall

Körperbereich	Symptome
Herz-Kreislauf-System	• Herzrhythmusstörungen (Herzrasen und/oder Herzstolpern) • Herzklopfen • Absenken des Blutdrucks • Selten: Schock
Nervensystem	• Kopfschmerzen (evtl. Migräne) • Müdigkeit • Schwindel
Haut	• Juckreiz • Rötungen (v.a. im Gesicht → Flush) • Ausschlag • Nesselsucht
Weitere Symptome	• Menstruationsbeschwerden • Wassereinlagerungen

Die Ernährungsumstellung als wichtigster Pfeiler der Therapie

Für die Diagnose einer Histaminerkrankung kann bisher nur das Gespräch mit dem Arzt und eine Eliminationsdiät durchgeführt werden. Bisher ist keine eindeutige labordiagnostische Diagnose möglich. Im Idealfall führen Sie ein Ernährungstagebuch und listen die verzehrten Nahrungsmittel und die auftretenden Symptome über mehrere Tage oder Wochen auf. Danach kann eine Eliminationsdiät durchgeführt werden, die bis heute als einzige und wichtigste Therapiemaßnahme in Frage kommt. Histamin ist allerdings nicht nur in bestimmten Nahrungsmitteln enthalten, sondern auch in Medikamenten und entsteht im Körper bei Kontakt mit Allergenen und bei körperlichem und psychischem Stress. Stellen Sie also nicht nur Ihre Ernährung um, sondern ggf. auch Ihren gesamten Lebensstil, damit die Symptome weniger stark auftreten oder ganz verschwinden.

Bei den Lebensmitteln wird unterschieden zwischen Nahrungsmitteln, die einen hohen Histamingehalt aufweisen und Nahrungsmitteln, die die Freisetzung von Histamin begünstigen. In den ersten zehn bis 14 Tagen einer Karenzdiät sollten Sie sowohl auf histaminhaltige, als auch auf histaminfreisetzende Nahrungsmittel verzichten. Danach können Sie das eine oder andere Lebensmittel langsam wieder in Ihren Speiseplan einführen. Zudem reagiert jede/r Betroffene unterschiedlich auf verschiedene Nahrungsmittel. Einige vertragen Knoblauch und Erbsen sogar in großen Mengen, andere müssen diese Lebensmittel vollständig aus ihrem Speiseplan streichen. Jede Histaminerkrankung ist daher individuell und jedes Lebensmittel muss bei anhaltenden Symptomen individuell ausgetestet werden. Dies kann sehr viel Zeit in Anspruch nehmen. Bleiben Sie deshalb geduldig und freuen Sie sich über jeden kleinen Erfolg. Als erste Übersicht beim Zubereiten Ihrer Speisen dient die nachstehende Tabelle (die Tabelle erhebt keinen Anspruch auf Vollständigkeit und muss ggf. ergänzt oder individuell angepasst werden):

Nahrungsmittel-gruppe	**Histaminreich**	**Histaminarm**	**In kleineren Mengen möglich / muss individuell ausgetestet werden**
Gemüse	Aubergine, Avocado, diverse Bohnen, Chili, eingelegte Gurken, diverse Hülsenfrüchte, scharfe Paprikasorten, Tomaten, Rucola, Sauerkraut, Soja, Spinat, diverse Zwiebelarten, Oliven	Artischocken, Blattsalate, Blumenkohl, Brokkoli, Chicorée, Feldsalat, Fenchel, Gurken, Möhren, Knollensellerie, diverse Kürbisse, Paprika, Radieschen, Pastinaken, Rettich, Rote Beete, Rotkohl, Spargel, Weißkohl, Zucchini, weiße Zwiebel	Buschbohnen, Erbsen, Knoblauch, Kaiserschoten, Lauch, Mangold, Wirsing
Obst	Zitrusfrüchte, Ananas, Avocado, Banane, Erdbeeren, Kakao(-pulver),	Alle Beerensorten außer Erdbeeren, Sauerkirschen, Weintrauben/Rosinen, Quitten, Sharon, Nektarinen, Pfirsiche, Melonen außer Wassermelone, Aprikosen, Marillen, Litschi, Granatapfel,	Mango, Birne, Hagebutte, Pflaumen/Zwetschge, Rhabarber, Wassermelone, Feigen

Nahrungsmittel-gruppe	**Histaminreich**	**Histaminarm**	**In kleineren Mengen möglich / muss individuell ausgetestet werden**
		Datteln, Apfel, Drachenfrucht	
Getreide und Stärkelieferanten	Buchweizen, diverse Malzsorten, Weizenkeime, Weizen	Amarant, Dinkel, Hafer, Quinoa, Kartoffeln, Reis, Maronen, Mais, Hirse, Kamut, Cornflakes	Roggen, Gerste, fertige Backwaren
Milchprodukte und Eier	Schimmelkäse, Cheddar, lang gereifter Hartkäse (Parmesan, Emmentaler, Grana Padano, etc.), Rohmilchkäse, Radette-Käse, Roquefort, Schmelzkäse	Eigelb, Butter, Butterkäse, Frischkäse, junger Gouda, Milch, Mascarpone, Molke, Mozzarella, Ricotta, Sahne, Schafsmilch, Quark, Ziegenmilch	Eiweiß, Crème fraîche, saure Sahne, Kefir, Feta, Joghurt
Fleisch und Fisch	Meeresfrüchte, Hackfleisch aus der Verpackung, geräuchertes Fleisch und Fisch, diverse Wurstsorten, Trockenfleisch, Fleisch und Fischkonserven	Frisches Fleisch und fangfrischer Fisch (auch tiefgekühlt möglich)	Schweinefleisch, Wildfleisch

Nahrungsmittel-gruppe	**Histaminreich**	**Histaminarm**	**In kleineren Mengen möglich / muss individuell ausgetestet werden**
Gewürze und Kräuter	Basilikum, Bohnenkraut, Oregano, Petersilie, Minze, Rosmarin, Salbei, Nelken, Kardamom, Koriander, Kurkuma, mildes Paprikapulver, Thymian, Wachholderbeeren, Zimt	Diverse Kleesorten, Pfeffer, Sojasoße, scharfes Paprikapulver, Hefeextrakt/Glutamat, Weinessig, Kümmel, Curry, Brühepulver/Brühewürfel	Schnittlauch, Dill, Bärlauch, Muskat, Mohn, Apfelessig, Vanille, Ingwer
Nüsse und Samen	Diverse Nusssorten (setzen in der Regel Histamin frei und sollten vermieden werden)	Hanfsamen, Erdmandeln , Kürbiskerne, Flohsamen, Leinsamen, Chiasamen	Sesam

Ergänzung: Verzichten Sie zudem unbedingt auf alkoholhaltige Getränke! Diese enthalten jede Menge Histamin und verursachen darüber hinaus für eine Freisetzung von körpereigenem Histamin. Ähnliches gilt für diverse Pilze und Algen, die nur äußerst selten von Betroffenen vertragen werden.

Zu den Rezepten

Was zunächst wie ein Schock erscheint, wenn die Diagnose einer Histaminerkrankung im Raum steht, muss nicht lange anhalten. Auch wenn eine Vielzahl an Lebensmitteln aus dem Speiseplan herausgenommen werden sollten, bleiben genügend Lebensmittel übrig, aus denen mit wenig Aufwand leckerere Gerichte zubereitet werden können.

99 Beispiele solcher Speisen erhalten Sie in den nachfolgenden Kapiteln dieses Ratgebers. Nicht alle Rezepte sind für die strenge Karenzphase geeignet. Lassen Sie deshalb Lebensmittel wie Knoblauch, Wassermelone oder Sesam in den ersten zwei Wochen der Ernährungsumstellung weg oder greifen Sie auf andere Rezepte zurück.

Bei allen Rezepten wurde auf einen möglichst geringen Gehalt an Histamin geachtet. Darüber hinaus wurden auch gesundheitliche Aspekte bedacht, sodass ausschließlich bei Desserts oder süßen Speisen auf Zucker zurückgegriffen wurde.

Auf Fertiggerichte oder fertige Nahrungsmittelzubereitungen wie Brühepulver, Ketchup oder Senf wurde gänzlich verzichtet. Die Auswahl ist insgesamt sehr abwechslungsreich und umfasst sowohl Rezepte für die schnelle Küche zwischendurch als auch etwas aufwendigere Rezepte für Personen, die Ihren Gerichten gerne viel Zeit zuwenden. Selbstverständlich bleibt es Ihnen überlassen, ob Sie sich an die genaue Zutatenliste halten oder einzelne Lebensmittel durch andere ersetzen oder ganz weglassen.

Achten Sie jedoch immer darauf, dass die von Ihnen verwendeten Alternativen kein Histamin enthalten oder histaminarm sind.

Für alle Rezepte benötigen Sie nicht mehr als herkömmliche Schüsseln, Pfannen, Töpfe und einen Backofen.

Für einige Gerichte benötigen Sie außerdem einen Stand- oder Stabmixer. Im Allgemeinen empfiehlt sich beim Kochen stets die Anschaffung einer mechanischen oder digitalen Küchenwaage. Im Zweifelsfall genügt zu Beginn jedoch auch ein Messbecher.

Zum Schluss wünsche ich Ihnen viel Spaß beim Nachkochen in der heimischen Küche!

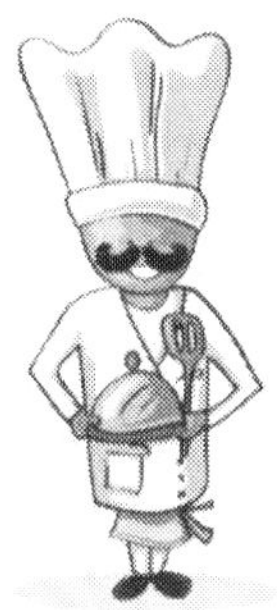

Frühstück

Sofern bei Ihnen keine weiteren Unverträglichkeiten oder Allergien vorliegen, lässt sich ein histaminarmes Frühstück recht einfach zubereiten. Die meisten Obstsorten, Eier und Milchprodukte enthalten nur wenig Histamin und werden von den meisten Betroffenen recht gut vertragen. Lediglich bei Gewürzen wie Zimt und den Getreidesorten müssen Sie sich eventuell langsam herantasten und ausprobieren.

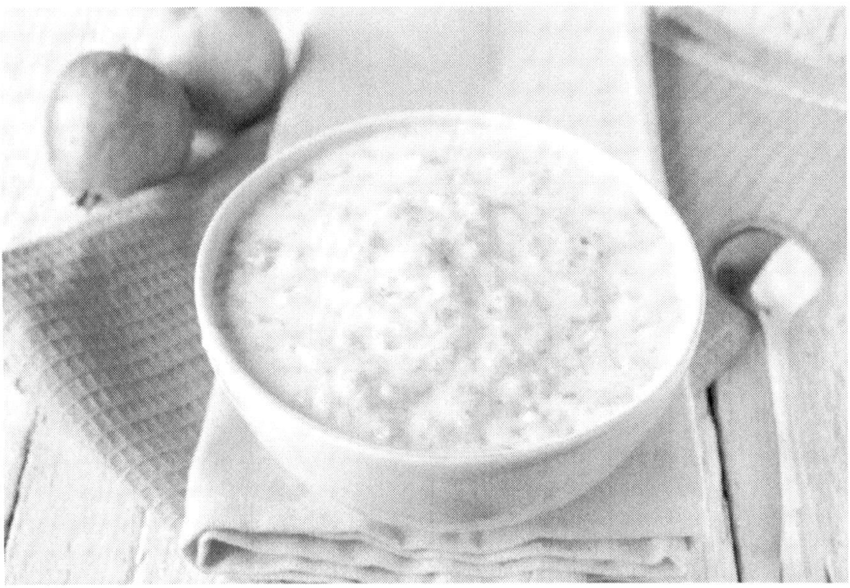

Haferflocken-Pancakes mit Äpfeln

Zubereitungszeit: 20 Minuten
2 Portionen

Zutaten:
200 g zarte Haferflocken
2 mittelgroße Eier
100 ml Mandelmilch
2 mittelgroße Äpfel
2 EL Rapsöl
¼ TL Zimt
Salz

Zubereitung:

1. Haferflocken gemeinsam mit einer Prise Salz, der Mandelmilch und den Eiern in einer großen Schüssel miteinander verquirlen. Zur Seite stellen, damit die Flocken ein wenig aufquellen können.
2. Äpfel waschen, schälen, entkernen und in feine Würfel schneiden. In eine separate Schüssel füllen, mit dem Zimt bestreuen und gut miteinander vermengen. Danach unter die Haferflockenmasse rühren.
3. Öl in einer Pfanne erhitzen. Teig portionsweise in die Pfanne geben und die Pancakes von beiden Seiten für 3-4 Minuten aubacken.
4. Aus der Pfanne nehmen und auf einem Stück Küchenpapier abtropfen lassen.
5. Auf zwei Tellern anrichten und pur oder mit einem süßen Dip servieren.

Histaminarmes Porridge

Zubereitungszeit: 20 Minuten
2 Portionen

Zutaten:

120 g zarte Haferflocken
200 ml Wasser
150 ml Kokosmilch
1 mittelgroßer Apfel
50 g getrocknete Aprikosen
½ TL Sesam
Salz

Zubereitung:

1. Haferflocken, Wasser und Kokosmilch gemeinsam mit einer Prise Salz in einen Topf geben und aufkochen lassen. Regelmäßig umrühren.
2. In der Zwischenzeit den Apfel waschen, entkernen und in kleine Stücke schneiden. Aprikosen ebenfalls in kleine Stücke schneiden. Obst unter das Porridge heben und für 3-5 Minuten bei mittlerer Hitze köcheln lassen. Ggf. ein wenig Wasser hinzufügen.
3. Topf vom Herd nehmen, Porridge auf zwei Tellern oder in zwei Schälchen anrichten, mit Zimt und Sesam bestreuen und servieren.

Power-Protein-Frühstück

Zubereitungszeit: 15 Minuten

2 Portionen

Zutaten:

300 g Magerquark

120 ml Milch

2 EL Leinöl

4 EL geschrotete Leinsamen

200 g Heidebeeren

Zubereitung:

1. Quark in eine große Schüssel füllen und gemeinsam mit der Milch und dem Leinöl verquirlen. Nun die Leinsamen einrühren und für 5-10 Minuten zur Seite stellen.
2. In der Zwischenzeit die Heidelbeeren waschen. Sobald die Leinsamen aufgequollen sind, die Heidelbeeren unter die Quarkmasse heben.
3. Auf zwei Tellern oder in zwei Schälchen anrichten und servieren.

Blauer Smoothie

Zubereitungszeit: 10 Minuten
2 Portionen

Zutaten:

150 g Brombeeren
150 g Heidelbeeren
50 g Mandelblättchen
100 ml Wasser
1 TL Honig

Zubereitung:

1. Brombeeren und Heidelbeeren waschen und in einen Standmixer füllen. Gut durchmixen.
2. Wasser, Mandelblättchen und Honig hinzufügen und erneut gut durchmixen.
3. In zwei Gläser füllen und servieren.

Glutenfreie Pfannkuchen

Zubereitungszeit: 20 Minuten
2 Portionen

Zutaten:
150 g glutenfreie Mehlmischung
200 ml Milch
2 kleine Eier
1 ½ EL brauner Rohrzucker
2 EL Rapsöl
Salz

Zubereitung:

1. Eier aufschlagen und in einer großen Schüssel verquirlen. Milch, Zucker und Mehl sowie eine Prise Salz hinzufügen und zu einer homogenen Teigmasse verrühren.
2. Öl in einer Pfanne erhitzen und den Teig portionsweise in die Pfanne geben und von beiden Seiten für 2-3 Minuten ausbacken.
3. Pfannkuchen aus der Pfanne nehmen und auf einem Stück Küchenpapier abtropfen lassen.
4. Auf zwei Tellern anrichten, mit Zimt und Zucker bestreuen oder mit histaminarmen Obstsorten servieren.

Rührei mit Zucchini und Feta

Zubereitungszeit: 15 Minuten

2 Portionen

Zutaten:

4 mittelgroße Eier

125 g Feta

1 mittelgroße Zucchini

1 EL Olivenöl

½ TL Sesam

Salz

Zubereitung:

1. Zucchini waschen und mit einer Reibe fein raspeln. Feta abtropfen lassen und mit den Fingern zerbröseln.
2. Eier in einer großen Schüssel aufschlagen. Zucchini, Feta und eine Prise Salz hinzufügen und alles gut miteinander vermengen.
3. Olivenöl in einer Pfanne erhitzen und die Eiermasse hinzufügen. Unter ständigem Rühren für 5-10 Minuten stocken lassen.
4. Rührei auf zwei Tellern oder in zwei Schälchen anrichten, mit Sesam bestreuen und servieren.

Reiswaffeln als Müsli

Zubereitungszeit: 10 Minuten

2 Portionen

Zutaten:

8 Reiswaffeln

400 ml Mandelmilch

2 EL Kokosflocken

2 EL geschrotete Leinsamen

30 g gestiftete Mandeln

2 EL Reissirup

Zubereitung:

1. Mandelmilch in eine große Schüssel füllen und die Kokosflocken und die Leinsamen einrühren.
2. Reiswaffeln mit den Fingern zerbröseln und die Brösel gemeinsam mit dem Reissirup hinzufügen. Zuletzt die Mandeln unterheben.
3. Auf zwei Tellern oder in zwei Schälchen anrichten und wie ein herkömmliches Müsli servieren.

Hinweis: Dieses „Müsli" eignet sich auch bei anderen Unverträglichkeiten wie einer Laktoseintoleranz oder Zöliakie und kann bei Bedarf mit gut verträglichem Obst kombiniert werden.

Klassischer Haferschleim für schlechte Tage

Zubereitungszeit: 15 Minuten

2 Portionen

Zutaten:

4 EL zarte Haferflocken

400 ml Wasser

Salz

Zubereitung:

1. Wasser und eine Prise Salz in einen Topf geben und zum Kochen bringen. Haferflocken hinzufügen und für 5-10 Minuten köcheln lassen. Regelmäßig umrühren.
2. Masse durch ein Sieb passieren.
3. Auf zwei Tellern oder in zwei Schälchen auffangen, abkühlen lassen und servieren.

Hinweis: Dieses Rezept eignet sich hervorragend, wenn Sie unter akuten Magen-Darm-Beschwerden leiden. Kann auch zum Mittag- oder Abendessen servieren werden. Falls Sie eine Aufbaukost planen, können die den Haferschleim Woche für Woche mit weiteren Zutaten ergänzen. Beispiele hierfür sind gut verträgliches Obst, ein Schuss Milch oder Gewürze wie Zimt oder Vanille.

Amaranth-Kokos-Müsli

Zubereitungszeit: 15 Minuten
2 Portionen

Zutaten:

50 g gepuffter Amaranth
50 g Kokosraspel
150 ml Reismilch
1 EL Mandelmus
1 TL Reissirup
¼ TL Vanillemark

Zubereitung:

1. Reismilch in einen Topf füllen und erwärmen. Nun Mandelmus, Reissirup und Vanillemark einrühren.
2. Topf vom Herd nehmen und die Kokosraspel und den Amaranth einrühren.
3. Auf zwei Tellern oder in zwei Schälchen anrichten und servieren.

Hinweis: Dieses Rezept ist nicht nur histamin-, sondern auch fructose- und laktosearm und eignet sich daher ebenfalls für Menschen mit einer Fructose-, bzw. Laktoseintoleranz.

Polenta mit Weintrauben

Zubereitungszeit: 20 Minuten

2 Portionen

Zutaten:

125 g Maisgrieß

200 g grüne Weintrauben, kernlos

500 ml Milch

1 EL Vanillezucker

½ TL Zimt

Zubereitung:

1. Weintrauben waschen und vom Geäst entfernen. Danach halbieren.
2. Milch mit der Hälfte der Weintrauben aufkochen lassen.
3. Topf vom Herd nehmen und den Maisgrieß, den Vanillezucker und den Zimt einrühren.
4. Topf auf dem Herd bei niedriger Hitze für 5-10 Minuten quellen lassen.
5. Polenta auf zwei Tellern oder in zwei Schälchen anrichten, mit den übrigen Weintrauben bestreuen und servieren.

Basilikum-Zucchini-Omelette

Zubereitungszeit: 15 Minuten
2 Portionen

Zutaten:
1 kleine Zucchini
50 g frischer Basilikum
4 mittelgroße Eier
1 EL Milch
1 EL Olivenöl
Salz

Zubereitung:

1. Zucchini waschen und mit einer Reibe fein raspeln. In ein Sieb geben und abtropfen lassen.
2. Basilikum waschen, mit einem Stück Küchenpapier trocken tupfen und fein hacken.
3. Eier in einer großen Schüssel aufschlagen und mit der Milch und einer Prise Salz verquirlen.
4. Öl in einer Pfanne erhitzen. Zucchini hinzufügen und für 2-3 Minuten scharf anbraten. Mit der Eiermasse übergießen und mit dem Basilikum bestreuen.
5. Für 2-3 Minuten bei mittlerer Hitze stocken lassen. Omelette umdrehen und für weitere 1-2 Minuten stocken lassen.
6. Omelette aus der Pfanne nehmen, umklappen und in zwei Teile zerschneiden.
7. Auf zwei Tellern anrichten und servieren.

Quarkcreme mit Pfirsichen

Zubereitungszeit: 15 Minuten

2 Portionen

Zutaten:

2 mittelgroße Pfirsiche

250 g Magerquark

75 ml Milch

1 EL geschrotete Leinsamen

1 EL Apfelsaft

1 TL Honig

1 Msp. Vanillemark

Zubereitung:

1. Pfirsiche waschen, halbieren, Kern entfernen und in kleine Würfel schneiden.
2. Quark in eine große Schüssel geben und mit der Milch und dem Apfelsaft verquirlen. Nun die Leinsamen, den Honig und das Vanillemark einrühren. Zuletzt die Pfirsichstücke unterheben.
3. Auf zwei Tellern oder in zwei Schälchen anrichten und servieren.

Pistazien-Granola

Zubereitungszeit: 25 Minuten
2 Portionen

Zutaten:

50 g geschälte Pistazien
50 g zarte Haferflocken
30 g Hanfsamen
1 EL gepuffter Amaranth
2 TL Leinsamen
1 TL Olivenöl
1 TL Mandelmus
1 TL Honig

Zubereitung:

1. Ofen auf 180 Grad Ober- und Unterhitze vorheizen.
2. Pistazien mit einer Küchenmaschine oder mit einem Messer auf einem Brett hacken. Danach gemeinsam mit den Haferflocken, den Hanf- und Leinsamen und dem Amaranth in einer großen Schüssel miteinander vermengen.
3. Olivenöl, Mandelmus und Honig in einem Schälchen verrühren. Nun über die trockenen Zutaten geben und alles verkneten.
4. Ein Backblech mit einem Stück Backpapier auslegen und die Granola gleichmäßig darauf verteilen.
5. Auf mittlerer Schiene für 5-10 Minuten backen, bis die Masse eine goldbraune Farbe angenommen hat.
6. Aus dem Ofen holen, auskühlen lassen und mit Milch nach Wahl servieren oder in einem verschließbaren Gefäß aufbewahren.

Apfel-Sellerie-Smoothie

Zubereitungszeit: 10 Minuten
2 Portionen

Zutaten:

2 mittelgroße Äpfel
70 g Stangensellerie
40 g getrocknete Datteln
2 EL zarte Haferflocken
200 ml Reismilch

Zubereitung:

1. Äpfel waschen, vierteln und entkernen. Sellerie waschen, schälen und in grobe Stücke schneiden. Beide Zutaten in einen Standmixer füllen und pürieren.
2. Datteln, Haferflocken und Reismilch hinzufügen und gut durchmixen.
3. In zwei Gläser gießen und servieren.

Obstsalat mit Hirse

Zubereitungszeit: 20 Minuten

2 Portionen

Zutaten:

75 g Hirse

250 ml Wasser

1 mittelgroßer Apfel

50 g Honigmelone

1 Nektarine

75 ml Sahne

Zubereitung:

1. Wasser in einem Topf aufkochen lassen und die Hirse einrühren. Bei mittlerer Hitze für 5-10 Minuten abgedeckt köcheln lassen. Gelegentlich umrühren. Danach den Topf vom Herd nehmen und die Hirse etwas abkühlen lassen.
2. In der Zwischenzeit den Apfel und die Nektarine waschen, vierteln, entkernen und in kleine Stücke schneiden. Melone waschen, halbieren, Kerne mit einem Löffel auskratzen und das Fruchtfleisch ebenfalls in kleine Stücke schneiden.
3. Hirse und Obst in eine große Schüssel geben und alles gut miteinander vermengen.
4. Sahne in eine separate Schüssel füllen und steif schlagen. Danach unter die Hirse heben.
5. Obstsalat in zwei Teller oder zwei Schälchen füllen und servieren.

Hauptspeisen

Bei den Hauptspeisen stehen Ihnen viele Gerichte zur Verfügung, die auch bei Menschen ohne eine Unverträglichkeit gegenüber Histamin auf den Tisch kommen.

Bei der Zubereitung müssen allerdings einige Zutaten durch Alternativen ersetzt werden. Beispiele hierfür sind der Einsatz von Dinkelmehl statt Mehl aus Weizen oder das Zurückgreifen auf Käsesorten wie Mozzarella oder jungen Gouda statt Emmentaler oder Parmesan.

Dass die Auswahl dennoch groß und die Gerichte durchaus lecker sein können, beweisen die 30 Rezepte in diesem Kapitel.

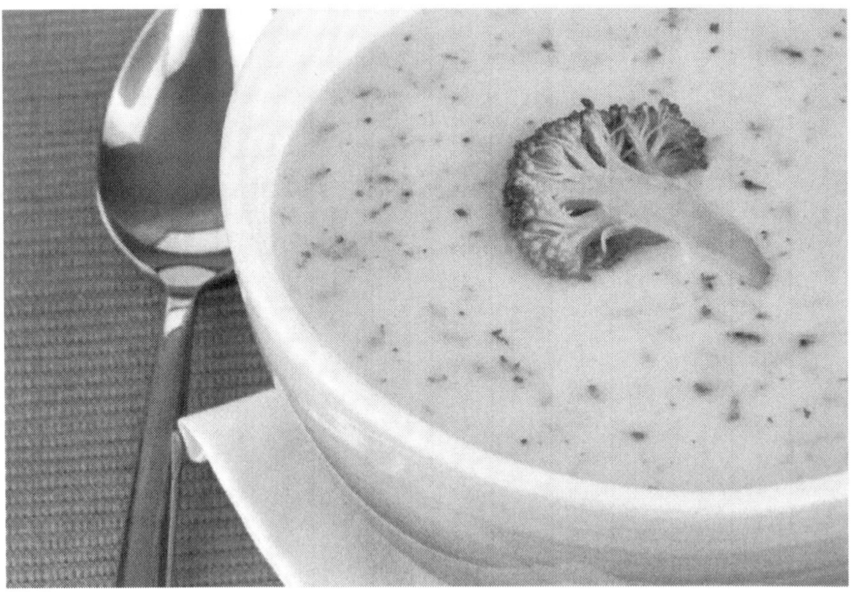

Brokkolisuppe mit Ricotta

Zubereitungszeit: 30 Minuten
2 Portionen

Zutaten:

500 g Brokkoli
2 Stangen Sellerie
2 Knoblauchzehen
300 ml Wasser
75 g Ricotta
1 EL Olivenöl
Frische Minze
Salz

Zubereitung:

1. Knoblauch schälen und fein hacken oder durch eine Knoblauchpresse drücken.
2. Olivenöl in einem Topf erhitzen und den Knoblauch darin für 2-3 Minuten scharf anbraten.
3. In der Zwischenzeit den Brokkoli waschen und die Röschen vorsichtig entfernen. Sellerie waschen, schälen und in grobe Stücke schneiden.
4. Brokkoliröschen und Selleriestücke in den Topf geben und für weitere 2-3 Minuten anbraten. Nun mit dem Wasser ablöschen und mit einer Prise Salz würzen.
5. Abgedeckt bei mittlerer Hitze für 15-20 Minuten köcheln lassen.

6. Währenddessen die Minze waschen, trocken schütteln und fein hacken.
7. Topf vom Herd nehmen und die Suppe mit einem Stabmixer pürieren. Minze einrühren und mit Salz abschmecken.
8. Auf zwei Tellern oder in zwei Schälchen anrichten, mit Ricotta bestreuen und servieren.

Nudel-Kräuter-Auflauf

Zubereitungszeit: 30 Minuten

2 Portionen

Zutaten:

150 g Dinkelnudeln

150 g Brokkoli

150 g Möhren

150 g Erbsen

100 ml Sahne

125 g Mozzarella

1 EL Olivenöl

Frische Petersilie

Frischer Schnittlauch

Salz

Zubereitung:

1. Ofen auf 180 Grad Umluft vorheizen.

2. Salzwasser in einem Topf zum Kochen bringen und die Nudeln darin nach Packungsanweisung garen.

3. In der Zwischenzeit den Brokkoli waschen und die Röschen entfernen. Möhren waschen, schälen und in dünne Scheiben schneiden.

4. Zwiebel schälen und fein hacken. Olivenöl in einer Pfanne erhitzen und die Zwiebel darin für 2-3 Minuten glasig dünsten.

5. Petersilie und Schnittlauch waschen, schneiden und fein hacken. In eine Schüssel geben, Zwiebel und Sahne sowie eine Prise Salz hinzufügen und alles miteinander verrühren.

6. Nudeln abgießen und gemeinsam mit dem Gemüse in einer Auflaufform verteilen. Danach die Soße über dem Gemüse und den Nudeln verteilen.

7. Mozzarella abgießen, in Scheiben schneiden und den Auflauf damit belegen.

8. Auf mittlerer Schiene für 10-15 Minuten überbacken, bis der Käse geschmolzen ist und eine goldbraune Farbe angenommen hat.

9. Aus dem Ofen nehmen, etwas auskühlen lassen und servieren.

Quinoa-Hackfleisch-Pfanne

Zubereitungszeit: 30 Minuten
2 Portionen

Zutaten:

100 g Quinoa
200 g Kalbshackfleisch
1 rote Paprikaschote
2 große Möhren
150 ml Naturjoghurt
1 EL Rapsöl
½ TL Paprikapulver, edelsüß
Frische Minze
Salz

Zubereitung:

1. Quinoa in ein Sieb füllen und abbrausen. Salzwasser in einem Topf erhitzen und den Quinoa darin nach Packungsanweisung garen. Abtropfen lassen und zur Seite stellen.

2. Währenddessen Öl in einer Pfanne erhitzen und das Hackfleisch darin anbraten, bis dieses eine krümelige Konsistenz angenommen hat.

3. Paprika waschen, Kerngehäuse entfernen und in feine Würfel schneiden. Möhren waschen, schälen und in dünne Scheiben schneiden. Gemüse zum Hackfleisch geben und für 5-7 Minuten

mitbraten. Nun den Quinoa unterheben. Mit Paprika und Salz würzen.

4. In der Zwischenzeit die Minze waschen, trocken schütteln und fein hacken. Quinoa-Hackfleisch-Mischung auf zwei Teller aufteilen, Joghurt daneben anrichten, mit Minze bestreuen und servieren.

Paprikapizza

Zubereitungszeit: 45 Minuten

2 Portionen

Zutaten:

150 g Dinkelmehl (Typ 630)

125 ml Buttermilch

2 rote Paprikaschote

1 gelbe Paprikaschote

1 Knoblauchzehe

100 g geriebener Mozzarella

½ Päckchen Weinsteinbackpulver

2 EL Olivenöl

¼ TL getrockneter Oregano

¼ TL getrockneter Basilikum

Salz

Zubereitung:

1. Ofen auf 180 Grad Ober- und Unterhitze vorheizen.

2. Mehl, Backpulver und Salz in einer großen Schüssel miteinander vermengen. Nun die Buttermilch und 1 EL Olivenöl dazugeben und die Zutaten zu einer homogenen Teigmasse kneten. Schüssel mit einem Trockentuch abdecken und für 10-15 Minuten zur Seite stellen.

3. In der Zwischenzeit 1 rote Paprikaschote waschen, enthäuten und in kleine Würfel schneiden. Für das Enthäuten die Paprika am besten leicht einritzen und mit heißem Wasser übergießen. Die Haut löst sich danach quasi von alleine.

4. Knoblauch schälen und fein hacken. Gemeinsam mit den Paprikawürfeln, 1 EL Olivenöl und einer Prise Salz in eine Schüssel füllen und mit einem Stabmixer pürieren. Mit Oregano und Basilikum würzen.

5. Ein Backblech mit einem Stück Backpapier auslegen und den Teig in beliebiger Form auf dem Blech ausrollen. Danach mit der Soße bestreichen.

6. Die beiden Paprikaschoten waschen, Kerngehäuse entfernen und in schmale Streifen schneiden. Auf der Pizza verteilen und mit dem Käse bestreuen.

7. Auf mittlerer Schiene für 25-30 Minuten backen. Aus dem Ofen holen, ein wenig abkühlen lassen und servieren.

Spargel-Mozzarella-Salat

Zubereitungszeit: 25 Minuten
2 Portionen

Zutaten:

200 g grüner Spargel
125 g Mozzarella
1 gelbe Paprikaschote
100 g Gurke
100 g saure Sahne
1 EL Traubensaft
Frischer Dill
Frische Petersilie
Salz

Zubereitung:

1. Spargel waschen, harte Enden abschneiden und in mundgerechte Stücke schneiden. Salzwasser in einem Topf zum Kochen bringen und die Spargelstücke bei mittlerer Hitze darin für 10-15 Minuten weich dünsten.

2. In der Zwischenzeit die Paprika waschen, Kerngehäuse entfernen und in kleine Würfel schneiden. Gurke waschen und ebenfalls fein würfeln.

3. Saure Sahne in ein Schälchen füllen, Traubensaft hinzufügen und mit Salz abschmecken.
4. Dill und Petersilie waschen, trocken schütteln und fein hacken.

5. Spargel abgießen und in eine große Schüssel geben. Paprika, Gurke und die saure Sahne dazugeben und alles gut miteinander vermengen.

6. Mozzarella abgießen und in kleine Stücke schneiden. Gemeinsam mit den Kräutern unter den Salat heben und servieren.

Kabeljaufilet mit Kräutergemüse

Zubereitungszeit: 40 Minuten
2 Portionen

Zutaten:

400 g Kabeljaufilets
300 g Kartoffeln
150 g Rote Beete
200 g Zucchini
2 EL Olivenöl
Frischer Basilikum
Frischer Rosmarin
Frische Petersilie
Salz

Zubereitung:

1. Ofen auf 190 Grad Ober- und Unterhitze vorheizen.

2. Kartoffeln und Rote Beete waschen, schälen und fein würfeln. Zucchini waschen und ebenfalls fein würfeln.

3. 1 EL Olivenöl in einer Pfanne erhitzen und die Kartoffeln für 3-4 Minuten darin scharf anbraten. Rote Beete und Zucchini hinzufügen und für weitere 2-3 Minuten anrösten. Pfanne vom Herd nehmen und zur Seite stellen.

4. Eine Auflaufform mit dem übrigen Olivenöl einfetten. Nun das Gemüse darin verteilen und den Fisch auf dem Gemüse anrichten. Fisch und Gemüse mit ein wenig Salz bestreuen.

5. Auf mittlerer Schiene für 15-20 Minuten backen, bis der Fisch vollständig durchgegart ist.

6. Währenddessen Basilikum, Rosmarin und Petersilie waschen, trocken schütteln und fein hacken.

7. Auflaufform aus dem Ofen nehmen und die Fischfilets auf zwei Tellern verteilen. Nun die Kräuter zum Gemüse geben und alles gut miteinander vermengen.

8. Kräutergemüse neben dem Fisch anrichten und servieren.

Wiener Schnitzel histaminarm

Zubereitungszeit: 20 Minuten

2 Portionen

Zutaten:

2 Kalbsschnitzel (120 g)

50 g Dinkelmehl (Typ 630)

50 g Dinkelgrieß

1 mittelgroßes Ei

1 EL Sahne

2 EL Butterschmalz

Salz

Zubereitung:

1. Die beiden Schnitzel mit Klarsichtfolie umhüllen und plattieren.

2. Ei aufschlagen, in eine Schüssel geben und mit der Sahne und einer Prise Salz verquirlen.

3. Mehl und Grieß in jeweils eine separate Schüssel füllen.

4. Schnitzel nun erst im Mehl wenden, dann in die Eiermasse tunken und zuletzt im Grieß wenden, bis das Fleisch vollständig mit Grieß bedeckt ist.

5. Butterschmalz in einer Pfanne erhitzen und die Schnitzel darin für 3-4 Minuten von beiden Seiten ausbacken.

6. Aus der Pfanne nehmen und auf einem Küchenpapier abtropfen lassen.

7. Gemeinsam mit einem Salat, Salzkartoffeln oder gedünstetem Gemüse servieren.

Frittata mit Gemüse und Kochschinken

Zubereitungszeit: 30 Minuten
2 Portionen

Zutaten:
4 mittelgroße Eier
50 ml Milch
100 g Hüttenkäse
1 rote Paprikaschote
1 große Möhre
½ kleine Zucchini
50 g Kochschinken
2 EL Olivenöl
Frischer Basilikum
Salz

Zubereitung:

1. Paprika waschen, Kerngehäuse entfernen und in kleine Würfel schneiden. Möhre waschen, schälen und ebenfalls fein würfeln.

Zucchini waschen, der Länge nach halbieren und in dünne Halbmonde schneiden. Schinken (falls verträglich) in kleine Vierecke schneiden.

2. 1 EL Olivenöl in einer Pfanne erhitzen und das Gemüse für 3-4 Minuten darin scharf anbraten.

3. In der Zwischenzeit die Eier in einer großen Schüssel aufschlagen und gemeinsam mit der Milch, dem restlichen Olivenöl und dem Hüttenkäse verrühren. Mit einer Prise Salz würzen.

4. Eiermasse über das Gemüse geben, Temperatur vom Herd herunterstellen und mit abgedeckt für 10-12 Minuten bei niedriger Hitze stocken lassen.

5. Währenddessen den Basilikum waschen, trocken schütteln und fein hacken.

6. Frittata vorsichtig aus der Pfanne nehmen und auf zwei Tellern anrichten.

7. Mit Basilikum bestreuen und servieren.

Spargelrisotto

Zubereitungszeit: 40 Minuten

2 Portionen

Zutaten:

150 g Risottoreis

250 g weißer Spargel

250 g grüner Spargel

500 ml Wasser

1 Knoblauchzehe

3 EL Butter

4 EL Traubensaft

½ TL Zucker

4 EL geriebener Butterkäse

Frischer Schnittlauch

Salz

Zubereitung:

1. Knoblauch schälen und fein hacken oder durch eine Knoblauchpresse drücken.

2. 1 EL Butter in einem Topf zerlassen und den Knoblauch darin für 2-3 Minuten anbraten. Nun den Risottoreis hinzufügen und für weitere 2-3 Minuten anrösten.

3. Mit Wasser und Traubensaft ablöschen und bei mittlerer Hitze für 20-25 Minuten köcheln lassen. Ein wenig salzen und gelegentlich umrühren.

4. In der Zwischenzeit den weißen Spargel waschen, schälen, untere Enden abschneiden und in mundgerechte Stücke schneiden.

5. Grünen Spargel waschen, untere Enden ebenfalls entfernen und in mundgerechte Stücke schneiden.

6. Die übrige Butter in einer Pfanne zerlassen, Zucker einrühren und den Spargel darin für 5-10 Minuten scharf anbraten, bis das Gemüse vollständig durchgegart ist.

7. Topf mit dem Risotto vom Herd nehmen und den Spargel unter die Masse heben. Nun den Butterkäse einrühren. Mit Salz abschmecken.

8. Schnittlauch waschen, trocken schütteln und fein hacken.

9. Risotto auf zwei Tellern anrichten, mit Schnittlauch bestreuen und servieren.

Mildes Chili

Zubereitungszeit: 35 Minuten
2 Portionen

Zutaten:

200 g Kalbshackfleisch
100 g Reis
1 rote Paprikaschote
2 mittelgroße Möhren
1 EL Paprikapaste, mild
2 EL saure Sahne
1 Knoblauchzehe
1 EL Olivenöl
1 Lorbeerblatt
Salz

Zubereitung:

1. Salzwasser in einem Topf zum Kochen bringen und den Reis darin für 8-10 Minuten bei mittlerer Hitze köcheln lassen.

2. Währenddessen die Paprika waschen, Kerngehäuse entfernen und fein würfeln. Möhren waschen, schälen und ebenfalls zu kleinen Würfeln verarbeiten.

3. Olivenöl in einer Pfanne erhitzen und das Gemüse gemeinsam mit dem Hackfleisch darin anbraten, bis das Hackfleisch eine krümelige Konsistenz angenommen hat.

4. Paprikapaste, Lorbeerblatt und etwas Salz hinzufügen und abgedeckt für 10-15 Minuten garen lassen. Gelegentlich umrühren.

5. Chili vom Herd nehmen. Gemeinsam mit dem Reis auf zwei Tellern anrichten und mit jeweils 1 EL saurer Sahne servieren.

Zucchinisuppe

Zubereitungszeit: 35 Minuten
2 Portionen

Zutaten:

3 mittelgroße Zucchini
250 ml Wasser
50 ml Sahne
1 EL Olivenöl
1 Knoblauchzehe
1 Msp. geriebene Muskatnuss
Frischer Basilikum
Salz

Zubereitung:

1. Knoblauch schälen und fein hacken oder durch eine Knoblauchpresse drücken. Olivenöl in einem Topf erhitzen und den Knoblauch darin für 2-3 Minuten scharf anbraten.

2. Zucchini waschen und in grobe Stücke schneiden. Zum Knoblauch geben und für weitere 2-3 Minuten anrösten.

3. Mit Wasser ablöschen, ein wenig salzen und für 15-20 Minuten abgedeckt bei mittlerer Hitze köcheln lassen.

4. In der Zwischenzeit den Basilikum waschen, trocken schütteln und fein hacken.

5. Topf vom Herd nehmen, Basilikum hinzufügen und die Masse mit einem Stabmixer pürieren.

6. Sahne unterrühren und mit Muskat und Salz abschmecken.

7. Auf zwei Tellern oder in zwei Schälchen anrichten und servieren.

Hähnchenpfanne mit Reis und Gemüse

Zubereitungszeit: 25 Minuten
2 Portionen

Zutaten:

250 g Hähnchenbrustfilet
120 g Basmatireis
1 mittelgroße Zucchini
2 mittelgroße Möhren
50 ml Kokosmilch
1 EL Naturjoghurt
2 EL Olivenöl
Salz

Zubereitung:

1. Salzwasser in einem Topf zum Kochen bringen und den Reis darin nach Packungsanweisung garen.

2. In der Zwischenzeit die Zucchini waschen und in dünne Scheiben schneiden. Möhren waschen, schälen und ebenfalls in dünne Scheiben schneiden.

3. Olivenöl in einer Pfanne erhitzen und das Gemüse darin für 3-4 Minuten scharf anbraten.

4. Hähnchenbrustfilet in mundgerechte Stücke schneiden und zum Gemüse dazugeben. So lange anbraten, bis das Fleisch vollständig durchgegart ist.

5. Mit der Kokosmilch ablöschen, mit Salz abschmecken und für weitere 5-10 Minuten abgedeckt bei mittlerer Hitze köcheln lassen.

6. Hähnchenpfanne gemeinsam mit dem Reis auf zwei Tellern anrichten und servieren.

Selbstgemachte Käsespätzle

Zubereitungszeit: 30 Minuten
2 Portionen

Zutaten:

200 g Dinkelvollkornmehl
250 ml Wasser
1 mittelgroßes Ei
1 EL Butter
75 g junger Gouda
1 Msp. geriebene Muskatnuss
Salz

Zubereitng:

1. Mehl, Muskat und Salz in einer großen Schüssel miteinander vermengen. Wasser und das Ei hinzufügen und die Zutaten zu einer homogenen Teigmasse kneten.

   Spätzleteig ist traditionell eher trocken und fest. Falls Sie die Spätzle jedoch eher weich und dünn mögen, können Sie dem Teig etwas mehr Wasser hinzufügen.

2. In einem großen Topf Salzwasser zum Kochen bringen. Nun den Teig durch eine Spätzlepresse drücken oder traditionell auf einem Brett schaben.

3. Spätzle, die an der Oberfläche schwimmen, mit einer Siebkelle abschöpfen und auf einem Küchenpapier abtropfen lassen.

4. Butter in einer Pfanne zerlassen und die Spätzle darin für 3-4 Minuten scharf anbraten, bis diese eine goldbraune Farbe annehmen.

5. Pfanne vom Herd nehmen. Gouda raspeln und über den Spätzle verteilen.

6. Auf zwei Tellern oder in zwei Schälchen anrichten und servieren.

Nudeln mit Rotbarsch und Gemüse

Zubereitungszeit: 45 Minuten
2 Portionen

Zutaten:

200 g Rotbarschfilet
70 g Dinkelnudeln
1 TL Butter
2 EL Wasser
2 kleine Möhren
1 mittelgroße Zucchini
3 EL saure Sahne
1 EL Olivenöl
Frischer Basilikum
Salz

Zubereitung:

1. Backofen auf 200 Grad Ober- und Unterhitze vorheizen.

2. Rotbarschfilet mit Olivenöl bepinseln und mit ein wenig Salz bestreuen. Danach zur Seite stellen.

3. Salzwasser in einem Topf erhitzen und die Nudeln darin nach Packungsanweisung bissfest garen.

4. Ein Backblech mit einem Stück Backpapier auslegen und den Rotbarsch darauf verteilen.
5. Auf mittlerer Schiene für 10-15 Minuten backen, bis der Fisch vollständig durchgegart ist.

6. Möhren waschen, schälen und in dünne Streifen schneiden. Zucchini waschen und ebenfalls in dünne Streifen schneiden.

7. Butter in einer Pfanne zerlassen und das Gemüse darin für 2-3 Minuten scharf anbraten. Mit Salz bestreuen.

8. Basilikum waschen, trocken schütteln und fein hacken. Danach über dem Gemüse verteilen.

9. Fisch aus dem Ofen holen, Nudeln abgießen und beides gemeinsam mit dem Gemüse auf zwei Tellern anrichten und servieren.

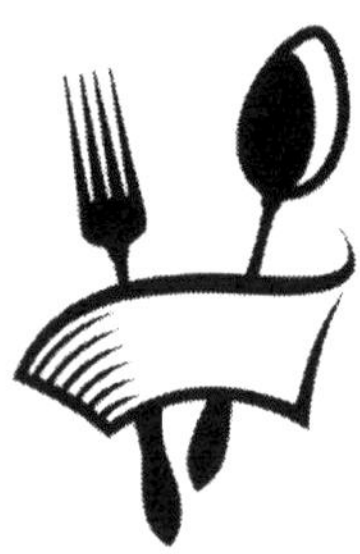

Möhrenpfanne

Zubereitungszeit: 20 Minuten
2 Portionen

Zutaten:

250 g Möhren
1 Knoblauchzehe
1 weiße Zwiebel
2 EL Rapsöl
200 ml Wasser
2 EL Kürbiskerne
2 EL gestiftete Mandeln
Frische Petersilie
Salz

Zubereitung:

1. Zwiebel schälen und fein hacken. Knoblauch schälen und fein hacken oder durch eine Knoblauchpresse drücken. Rapsöl in einer Pfanne erhitzen und beide Zutaten darin für 2-3 Minuten scharf anbraten

2. Möhren waschen, schälen und in dünne Stifte schneiden. Ebenfalls in die Pfanne geben und für 2-3 Minuten scharf anbraten.

3. Mit Wasser ablöschen, ein wenig salzen und abgedeckt für 10-15 Minuten bei mittlerer Hitze köcheln lassen.

4. In der Zwischenzeit die Kürbiskerne und die Mandeln in einer separaten Pfanne anrösten, bis diese beginnen zu duften und eine goldbraune Farbe angenommen haben.

5. Petersilie waschen, trocken schütteln und fein hacken.

6. Pfanne vom Herd nehmen und die Petersilie sowie die angerösteten Kürbiskerne und Mandeln unterheben.

7. Mit Salz abschmecken, auf zwei Tellern oder in zwei Schälchen anrichten und servieren.

Kürbis-Ingwer-Suppe

Zubereitungszeit: 30 Minuten

2 Portionen

Zutaten:

350 g Hokkaidokürbis

1 mittelgroße Kartoffel

1 Knoblauchzehe

10 g Ingwer

250 ml Wasser

1 EL Rapsöl

50 ml Sahne

1 Msp. geriebene Muskatnuss

Salz

Zubereitung:

1. Kürbis waschen, halbieren und die Kerne mit einem Löffel auskratzen. Fruchtfleisch danach in grobe Stücke zerteilen. Kartoffel waschen, schälen und ebenfalls in grobe Stücke schneiden.

2. Knoblauch schälen und fein hacken oder durch eine Knoblauchpresse drücken. Ingwer schälen und fein hacken. Öl in einem Topf erhitzen und den Knoblauch gemeinsam mit dem Ingwer darin für 2-3 Minuten scharf anbraten.

3. Kürbis und Kartoffel hinzufügen und für weitere 2-3 Minuten scharf anbraten.

4. Mit Wasser ablöschen, ein wenig salzen und abgedeckt für 15-20 Minuten köcheln lassen.

5. Topf vom Herd nehmen und die Masse mit einem Stabmixer pürieren. Sahne einrühren und mit Salz und Muskat abschmecken.

6. In zwei Schälchen oder auf zwei Tellern anrichten und servieren.

Röstgemüse-Salat

Zubereitungszeit: 25 Minuten
2 Portionen

Zutaten:

1 rote Paprikaschote
1 gelbe Paprikaschote
1 mittelgroße Zucchini
1 weiße Zwiebel
1 Knoblauchzehe
2 EL Olivenöl
50 g Mozzarella
Frischer Rosmarin
Frischer Basilikum
Salz

Zubereitung:

1. Backofen auf 200 Grad Ober- und Unterhitze vorheizen.

2. Paprika waschen, Kerngehäuse entfernen und in Streifen schneiden. Zucchini waschen und in Scheiben schneiden. Zwiebel schälen und in Ringe schneiden.

3. Ein Backblech mit einem Stück Backpapier auslegen und das Gemüse gleichmäßig darauf verteilen.

4. Knoblauch schälen und fein hacken oder durch eine Knoblauchpresse drücken. Gemeinsam mit dem Olivenöl und etwas Salz in einem Schälchen verrühren. Danach über dem Gemüse verteilen.

5. Auf mittlerer Schiene für 10-15 Minuten garen, bis das Gemüse goldbraune Stellen aufweist.

6. Gemüse aus dem Ofen holen und ein wenig abkühlen lassen.

7. In der Zwischenzeit den Mozzarella abgießen und in dünne Scheiben schneiden.

8. Rosmarin und Basilikum waschen, trocken schütteln und fein hacken.

9. Gemüse auf zwei Tellern anrichten, mit Mozzarellascheiben belegen, den Kräutern bestreuen und servieren.

Bratkartoffeln mit Käse und Ei

Zubereitungszeit: 50 Minuten
2 Portionen

Zutaten:

400 g Kartoffeln
50 g Butterkäse
2 mittelgroße Eier
2 EL Olivenöl
Frische Petersilie
Salz

Zubereitung:

1. Kartoffeln waschen und schälen. Salzwasser in einem Topf aufkochen lassen und die Kartoffeln darin für 15-20 Minuten darin garen. Abgießen und ein wenig abkühlen lassen.
2. In der Zwischenzeit die Petersilie waschen, trocken schütteln und fein hacken. Butterkäse mit einer Reibe fein raspeln.
3. Eier in einer Schüssel aufschlagen und mit dem Käse, der Petersilie und einer Prise Salz vermengen.
4. Olivenöl in einer Pfanne erhitzen.
5. Kartoffeln in dünne Scheiben schneiden und für 10-15 Minuten bei mittlerer Hitze anrösten.
6. Eiermasse hinzufügen und für weitere 10-15 Minuten anbraten. Gelegentlich umrühren.
7. Mit Salz abschmecken, auf zwei Tellern anrichten und servieren.

Gemüsenudeln mit Pesto (glutenfrei)

Zubereitungszeit: 25 Minuten
2 Portionen

Zutaten:

250 g Zucchini
250 g Möhren
100 g Feldsalat
100 g frischer Basilikum
3 EL Kürbiskerne
2 EL Olivenöl
Salz

Zubereitung:

1. Zucchini waschen und mit einem Spiralschneider zu Spaghetti verarbeiten. Möhren waschen, schälen und ebenfalls zu Nudeln drehen. Alternativ können die Zucchini und Möhren auch der Länge nach halbiert und in sehr dünne Scheiben geschnitten werden. Somit erhalten Sie eine Art Bandnudeln.
2. In einem Topf Salzwasser zum Kochen bringen und das Gemüse darin für 3-4 Minuten garen.
3. In der Zwischenzeit Basilikum und Feldsalat waschen und welke Blätter entfernen. Nun gemeinsam mit dem Olivenöl und den Kürbiskernen in einen Standmixer geben und alles gut durchmixen. Je nach gewünschter Konsistenz noch ein wenig Wasser hinzufügen. Pesto zuletzt mit Salz abschmecken.
4. Nudeln mit einem Sieb abgießen und auf zwei Tellern anrichten, Pesto darüber verteilen und servieren.

Möhrensuppe mit Koriander

Zubereitungszeit: 25 Minuten
2 Portionen

Zutaten:

500 g Möhren
100 g frischer Koriander
300 ml Wasser
2 EL Olivenöl
2 EL Schmand
Salz

Zubereitung:

1. Möhren waschen, schälen und in grobe Stücke schneiden. Olivenöl in einem Topf erhitzen und die Möhren darin für 3-4 Minuten scharf anbraten.
2. Koriander waschen und grob zerhacken. Danach zu den Möhren geben und mit Wasser ablöschen. Mit ein wenig Salz würzen. Abgedeckt für 10-15 Minuten bei mittlerer Hitze köcheln lassen, bis die Möhren weich sind.
3. Topf vom Herd nehmen und die Masse mit einem Stabmixer pürieren. Mit Salz abschmecken.
4. Auf zwei Tellern oder in zwei Schälchen mit jeweils 1 EL Schmand servieren.

Petersilien-Polenta

Zubereitungszeit: 35 Minuten

2 Portionen

Zutaten:

100 g Maisgries

400 ml Wasser

1 EL Butter

50 g Butterkäse

Frische Petersilie

Salz

Zubereitung:

1. Salzwasser in einem Topf zum Kochen bringen. Maisgrieß einrühren. Temperatur herunter regulieren und den Maisgrieß bei niedriger Hitze für 10-12 Minuten köcheln lassen. Gelegentlich umrühren.
2. In der Zwischenzeit die Petersilie waschen, trocken schütteln und fein hacken sowie den Butterkäse mit einer Reibe fein raspeln.
3. Topf vom Herd nehmen und die Butter in die Masse einrühren. Nun die Petersilie und den Butterkäse hinzufügen und die Polenta mit Salz abschmecken.
4. Auf zwei Tellern oder in zwei Schälchen anrichten und servieren.

Fenchel-Apfel-Salat

Zubereitungszeit: 15 Minuten

2 Portionen

Zutaten:

300 g Fenchel

2 mittelgroße Äpfel

200 ml saure Sahne

2 EL Kürbiskerne

Salz

Zubereitung:

1. Fenchel waschen, halbieren und den Strunk herausschneiden. Fenchelgrün abzupfen und die Knolle in dünne Streifen schneiden.
2. Äpfel waschen, vierteln und entkernen. Danach in kleine Würfel schneiden. Apfelstücke und Fenchelstreifen in einer großen Schüssel miteinander vermengen.
3. Saure Sahne hinzufügen und mit Salz abschmecken.
4. Kürbiskerne in einer Pfanne anrösten, bis diese beginnen zu duften und eine goldbraune Farbe angenommen haben.
5. Salat auf zwei Tellern oder in zwei Schälchen anrichten, mit dem Fenchelgrün und den Kürbiskernen bestreuen und servieren.

Spaghetti mit Brokkoli-Frischkäse-Soße

Zubereitungszeit: 20 Minuten
2 Portionen

Zutaten:

250 g Dinkelnudeln
300 g Brokkoli
100 g Frischkäse
50 g saure Sahne
1 TL Butter
Salz

Zubereitung:

1. Salzwasser in einem Topf zum Kochen bringen und die Nudeln nach Packungsanweisung garen.
2. In der Zwischenzeit den Brokkoli waschen und die Röschen entfernen.
3. Butter in einer Pfanne zerlassen und die Röschen darin für 3-4 Minuten scharf anbraten.
4. Mit saurer Sahne ablöschen und den Frischkäse einrühren. Abgedeckt für 5-10 Minuten einkochen lassen. Mit Salz abschmecken.
5. Nudeln abgießen und auf zwei Tellern anrichten. Mit der Soße übergießen und servieren.

Hähnchentopf mit Quinoa

Zubereitungszeit: 30 Minuten
2 Portionen

Zutaten:

250 g Hähnchenbrustfilet
1 Knoblauchzehe
2 mittelgroße Möhren
50 g Quinoa
300 ml Wasser
1 EL Olivenöl
Frischer Koriander
Frische Petersilie
Salz

Zubereitung:

1. Hähnchenbrustfilet in mundgerechte Stücke schneiden.
2. Knoblauch schälen und fein hacken oder durch eine Knoblauchpresse drücken.
3. Olivenöl in einem Topf erhitzen und den Knoblauch mit dem Fleisch darin für 3-4 Minuten scharf anbraten.
4. Währenddessen die Möhren waschen, schälen und in feine Stifte schneiden.
5. Nun die Möhren ebenfalls in den Topf geben und für weitere 2-3 Minuten scharf anrösten.
6. Mit dem Wasser ablöschen. Quinoa abbrausen und hinzufügen. Bei mittlerer Temperatur abgedeckt für 10-15 Minuten köcheln lassen.

7. In der Zwischenzeit den Koriander und die Petersilie waschen, trocken schütteln und fein hacken.
8. Topf vom Herd nehmen, Kräuter einrühren und mit Salz abschmecken.
9. Auf zwei Tellern oder in zwei Schälchen anrichten und servieren.

25.6.20

Quiche mit Paprika und Hüttenkäse

Lieber ohne Dinkelmehl :(

Ich fand es lecker

Zubereitungszeit: 70 Minuten
2 Portionen

Zutaten:

125 g Dinkelmehl (Typ 1050)
2 rote Paprikaschoten
60 g Butter
2 EL Wasser
200 g Hüttenkäse
100 g Magerquark
2 kleine Eier
1 Msp. geriebene Muskatnuss
Frischer Thymian
Salz

Zubereitung:

1. Backofen auf 180 Grad Ober- und Unterhitze vorheizen.

2. Butter in einem Wasserbad oder in der Mikrowelle zerlassen. In eine Schüssel füllen und mit dem Mehl, dem Wasser und einer Prise Salz zu einer glatten Teigmasse kneten.

3. Eine kleine Quicheform mit einem Stück Backpapier auskleiden und den Teig am Boden und an den Rändern gleichmäßig festdrücken. Ggf. den Teig vorher auf einer glatten Arbeitsfläche ausrollen.

4. Paprika waschen, Kerngehäuse entfernen und in kleine Würfel schneiden. Thymian waschen, trocken schütteln und fein hacken.

5. Hüttenkäse, Quark und Eier in einer großen Schüssel miteinander verrühren. Mit Muskat, Thymian und einer Prise Salz würzen. Zuletzt die Paprikawürfel unterheben und den Quicheteig damit befüllen.

6. Auf mittlerer Schiene für 50-60 Minuten backen.

7. Aus dem Ofen holen, ein wenig abkühlen lassen und servieren.

Gefüllte Zucchini-Schiffchen

Zubereitungszeit: 40 Minuten
2 Portionen

Zutaten:
2 mittelgroße Zucchini
75 g Hirse
100 ml Wasser
1 rote Paprikaschote
1 Knoblauchzehe
2 EL Crème fraîche
1 EL Butter
1 Msp. geriebene Muskatnuss
Salz

Zubereitung:

1. Ofen auf 180 Grad Ober- und Unterhitze vorheizen. Wasser in einem Topf zum Kochen bringen und die Hirse darin für 10-15 Minuten garen.

2. Knoblauch schälen und fein hacken oder durch eine Knoblauchpresse drücken. Paprika waschen, Kerngehäuse entfernen und in kleine Würfel schneiden. Butter in einer Pfanne zerlassen und den Knoblauch mit der Paprika für 3-4 Minuten scharf anrösten. Mit Muskat und Salz abschmecken. Pfanne vom Herd nehmen.

3. Hirse abgießen und mit dem Gemüse vermengen.

4. Zucchini der Länge nach halbieren und das Fruchtfleisch mit einem scharfen Messer auskratzen. Etwa 0,5 cm sollten am Rand noch übrig bleiben. Fruchtfleisch unter die Masse heben.

5. Ein Backblech mit einem Stück Backpapier auslegen und die Zucchinihälften darauf verteilen. Nun die Zucchinihälften füllen und mit der Crème fraîche bestreichen.

6. Auf mittlerer Schiene für 15-20 Minuten backen.

7. Aus dem Ofen holen, ein wenig abkühlen lassen und servieren.

Hackfleischeintopf

Zubereitungszeit: 30 Minuten

2 Portionen

Zutaten:

200 g Rinder- oder Kalbshackfleisch

300 g Kartoffeln

200 g Möhren

150 g Pastinaken

1 weiße Zwiebel

500 ml Wasser

1 EL Rapsöl

Frische Petersilie

Salz

Zubereitung:

1. Zwiebel schälen und fein hacken. Öl in einem großen Topf erhitzen und die Zwiebel mit dem Hackfleisch darin für 3-4 Minuten scharf anbraten.

2. In der Zwischenzeit Kartoffeln, Pastinaken und Möhren waschen, schälen und in grobe Würfel schneiden.

3. Danach ebenfalls in den Topf geben und für weitere 2-3 Minuten anrösten.

4. Mit dem Wasser ablöschen, ein wenig salzen und für 15-20 Minuten bei mittlerer Hitze abgedeckt köcheln lassen. Gelegentlich umrühren.

5. Petersilie waschen, trocken schütteln und fein hacken.

6. Eintopf auf zwei Tellern oder in zwei Schälchen anrichten, mit der frisch gehackten Petersilie bestreuen und servieren.

Hackfleisch-Kohl-Auflauf

Zubereitungszeit: 45 Minuten
2 Portionen

Zutaten:

200 g Rinder- oder Kalbshackfleisch
300 g Weißkohl
50 g junger Gouda
1 Knoblauchzehe
2 EL saure Sahne
2 EL Rapsöl
1 Msp. geriebene Muskatnuss
Frische Petersilie
Salz

Zubereitung:

1. Ofen auf 180 Grad Umluft vorheizen.

2. Weißkohl waschen, halbieren und den Strunk entfernen. Danach in dünne Streifen schneiden. Ein wenig Wasser in einem Topf erhitzen und den Kohl darin für 4-5 Minuten blanchieren.

3. Knoblauch schälen und fein hacken oder durch eine Knoblauchpresse drücken. 1 EL Öl in einer Pfanne erhitzen und den Knoblauch gemeinsam mit dem Hackfleisch darin scharf anbraten, bis das Hackfleisch eine krümelige Konsistenz angenommen hat. Mit ein wenig Salz bestreuen.

4. Petersilie waschen, trocken schütteln und fein hacken. In einem Schälchen mit der Sahne, dem Öl und etwas Salz vermengen.

5. Nun in einer Auflaufform abwechselnd eine Schicht Weißkohl und eine Schicht Hackfleischmasse anrichten und mit der Soße beträufeln. Zuletzt den Gouda mit einer Reibe fein raspeln und auf dem Auflauf verteilen.

6. Auf mittlerer Schiene für 30-35 Minuten backen.

7. Aus dem Ofen holen, ein wenig abkühlen lassen und servieren.

Buntes Ofengemüse mit Kräutern

Zubereitungszeit: 40 Minuten

2 Portionen

Zutaten:

1 rote Paprikaschote

1 gelbe Paprikaschote

2 mittelgroße Zucchini

1 weiße Zwiebel

1 Knoblauchzehe

3 EL Olivenöl

Frische Petersilie

Frischer Basilikum

Meersalz

Zubereitung:

1. Ofen auf 180 Grad Ober- und Unterhitze vorheizen.

2. Paprika waschen, Kerngehäuse entfernen und in grobe Streifen schneiden. Zucchini waschen und in Scheiben schneiden. Zwiebel schälen und zu dünnen Ringen verarbeiten. Knoblauch schälen und grob hacken.

3. Ein Backblech mit einem Stück Backpapier auslegen und das Gemüse gleichmäßig darauf verteilen. Mit Olivenöl beträufeln und mit Meersalz bestreuen.

4. Petersilie und Basilikum waschen, trocken schütteln und fein hacken. Gemüse großzügig mit den Kräutern bestreuen.

5. Auf mittlerer Schiene für 25-30 Minuten garen.

6. Aus dem Ofen holen, ein wenig auskühlen lassen und pur oder mit einem Dip servieren.

Chicken Nuggets mit Aprikosendip

Zubereitungszeit: 25 Minuten
2 Portionen

Zutaten:

400 g Hähnchenbrustfilet
100 g Cornflakes (ungesüßt)
1 mittelgroßes Ei
50 ml Olivenöl
1 TL Butter
150 g frische Aprikosen
1 EL Wasser
Salz

Zubereitung:

1. Ei in einer kleinen Schüssel aufschlagen und mit einer Prise Salz verquirlen.

2. Cornflakes in eine kleine Schüssel füllen. Ggf. mit einem Mörser etwas zerkleinern.

3. Hähnchenbrustfilet in 15-20 Stücke schneiden.

4. Olivenöl in einer Pfanne erhitzen. Nun das Fleisch zuerst in der Eiermasse wenden und danach in die Cornflakes tunken und für 5-7 Minuten von beiden Seiten im heißen Öl frittieren.

5. Aus der Pfanne nehmen und auf einem Küchenpapier abtropfen lassen.

6. Während das Fleisch gart, die Aprikosen waschen, entsteinen und die Haut mit einem scharfen Messer entfernen.

7. Aprikosen, Butter, Wasser sowie eine Prise Salz in eine Schüssel füllen und mit einem Stabmixer pürieren.

8. Nuggets auf zwei Tellern anrichten und gemeinsam mit dem Aprikosendip servieren.

Desserts

Auch süße Zähne, die Histamin nicht oder nur sehr schlecht vertragen, müssen auf ein leckeres Dessert nach der Hauptspeise nicht verzichten.

Von Parfait bis zur Roten Grütze ist die Auswahl selbst mit der einen oder anderen Einschränkung groß und für jeden Geschmack die passende Nachspeise dabei.

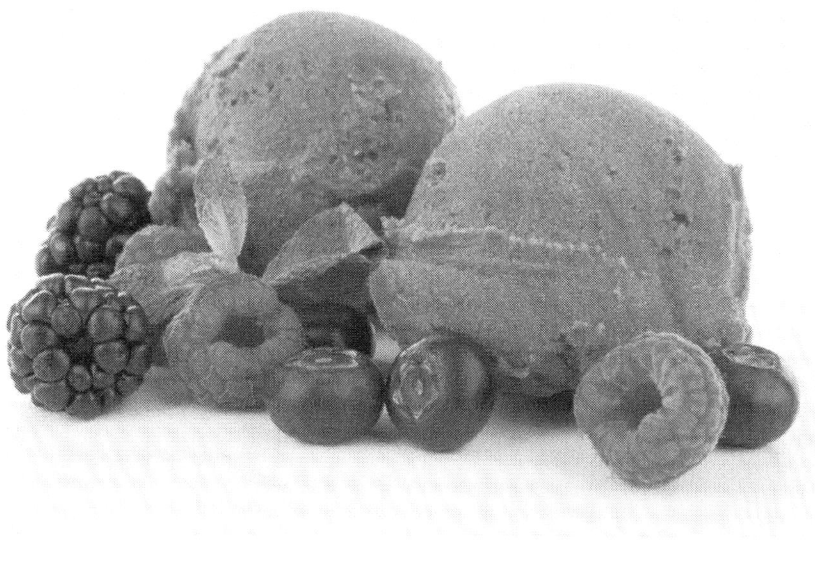

Mandel-Dinkel-Grießbrei

Zubereitungszeit: 25 Minuten
2 Portionen

Zutaten:

5 EL Dinkelgrieß
500 ml Mandelmilch
2 EL Honig
1 EL gestiftete Mandeln

Zubereitung:

1. Mandelmilch und Grieß in einem Topf miteinander verrühren und aufkochen lassen.
2. Temperatur herunternehmen und bei mittlerer Hitze für weitere 5-10 Minuten köcheln lassen, bis der Brei die gewünschte Konsistenz erreicht hat. Regelmäßig umrühren.
3. Topf vom Herd nehmen und den Honig einrühren.
4. Auf zwei Tellern oder in zwei Schälchen anrichten, mit den Mandelstiften bestreuen und servieren.

Kokos-Maronen-Kugeln

Zubereitungszeit: 40 Minuten
2 Portionen

Zutaten:
200 g Maronen
100 ml Kokosmilch
¼ Vanilleschote
2 EL Kokosraspel

Zubereitung:

1. Ofen auf 180 Grad Ober- und Unterhitze vorheizen.
2. Die Schale der Maroni mit einem scharfen Messer einritzen.
3. Ein Backblech mit einem Stück Backpapier auslegen und die Maroni gleichmäßig darauf verteilen.
4. Auf mittlerer Schiene für 15-20 Minuten backen, bis sich die Schale langsam vom Fruchtfleisch löst.
5. In der Zwischenzeit die Vanilleschote längs halbieren und das Mark mit einem scharfen Messer auskratzen.
6. Kokosmilch auf dem Herd erwärmen und das Vanillemark einrühren.
7. Maronen aus dem Backofen holen, ein wenig abkühlen lassen und die Schale entfernen. Danach zur Kokosmilch geben und für 5-10 Minuten bei niedriger Hitze köcheln lassen.
8. Topf vom Herd nehmen und mit einem Stabmixer pürieren.
9. Aus der Masse kleine Kugeln formen, in Kokosraspeln wenden und servieren oder im Kühlschrank aufbewahren.

Brombeeren-Parfait

Zubereitungszeit: 15 Minuten (+3 Stunden Ruhezeit)
2 Portionen

Zutaten:
200 g Brombeeren
200 g Schlagsahne
2 kleine Eier
60 g Zucker

Zubereitung:

1. Brombeeren waschen, in ein Schälchen füllen und mit einem Stabmixer pürieren.
2. Eier in einer großen Schüssel aufschlagen und gemeinsam mit dem Zucker schaumig verquirlen.
3. In einer separaten Schüssel die Sahne steif schlagen. Nun die Sahne und das Brombeermus zur Eiermischung geben und alles zu einer homogenen Masse verrühren.
4. Eine kleine Auflaufform oder eine Kastenform mit einem Stück Klarsichtfolie auslegen, die Parfaitmasse einfüllen und mit Folie abdecken.
5. Parfait für 3-4 Stunden im Gefrierfach aufbewahren, bis es fest geworden ist.
6. Kurz vor dem Servieren das Parfait aus dem Gefrierfach holen, in Scheiben schneiden und mit einigen frischen Brombeeren oder Minzblättern anrichten.

Chiapudding mit Johannisbeeren

Zubereitungszeit: 10 Minuten (+ 2 Stunden Ruhezeit)

2 Portionen

Zutaten:

200 ml Kokosmilch

2 EL Chiasamen

50 g Johannisbeeren

1 TL Vanillezucker

1 EL Reissirup

Zubereitung:

1. Kokosmilch in eine Schüssel geben. Vanillezucker und Reissirup einrühren.
2. Chiasamen hinzufügen und alles gut miteinander vermengen.
3. Nun in zwei Schälchen oder zwei Gläser füllen und für mindestens 2 Stunden im Kühlschrank fest werden lassen.
4. Johannisbeeren waschen, auf dem Pudding verteilen und servieren.

Rote Grütze

Zubereitungszeit: 15 Minuten

2 Portionen

Zutaten:

150 g frische Kirschen

150 g Brombeeren

100 g schwarze Johannisbeeren

100 g rote Johannisbeeren

30 g Maisstärke

1 EL Zucker

Zubereitung:

1. Kirschen waschen und entsteinen. Brombeeren und Johannisbeeren waschen.
2. Johannisbeeren mit einem Stabmixer pürieren und danach mit den Brombeeren und Kirschen in einen Topf geben.
3. Maisstärke einrühren und alles kurz aufkochen lassen. Umrühren, bis die Masse eingedickt ist.
4. Mit Zucker abschmecken, in zwei Schälchen füllen und servieren oder im Kühlschrank aufbewahren.

Brombeereis

Zubereitungszeit: 15 Minuten (+5 Stunden Ruhezeit)

2 Portionen

Zutaten:

200 g Brombeeren

150 g Naturjoghurt

3 EL Wasser

2 EL Sahne

2 EL Zucker

2 TL Reissirup

Zubereitung:

1. Brombeeren waschen und gemeinsam mit dem Reissirup und dem Wasser in einen Topf geben. Kurz aufkochen lassen und danach bei mittlerer Hitze für 5-10 Minuten weiterköcheln lassen. Topf vom Herd nehmen und die Brombeeren abkühlen lassen.
2. Mit Sahne und Zucker abschmecken (die Menge kann je nach Geschmack variiert werden).
3. In eine Eismaschine füllen oder mindestens 5 Stunden im Gefrierfach gefrieren lassen.
4. In zwei Schälchen oder zwei Gläsern anrichten und servieren.

Selbstgemachte Marzipankartoffeln

Zubereitungszeit: 15 Minuten

10-15 Marzipankartoffeln

Zutaten:

100 g gemahlene Mandeln

75 g Puderzucker

3 EL Wasser

¼ TL Zimt

¼ Vanilleschote

Zubereitung:

1. Vanilleschote längs halbieren und das Mark mit einem scharfen Messer auskratzen.
2. Mandeln, Vanillemark, Zimt und Puderzucker miteinander vermengen. Nun langsam das Wasser hinzufügen und alle Zutaten zu einer homogenen Marzipanmasse kneten.
3. Aus der Masse 10-15 „Kartoffeln" formen und auf zwei Tellern anrichten und servieren oder in einer verschließbaren Box aufbewahren.

Quarkcreme mit Sauerkirschen

Zubereitungszeit: 20 Minuten
2 Portionen

Zutaten:
150 g Sauerkirschen
150 g Magerquark
100 g Naturjoghurt
2 EL Schmand
1 EL Zucker
1 TL Mandelblättchen

Zubereitung:

1. Kirschen waschen, entsteinen und mit dem Wasser und dem Zucker in einen Topf geben. Kurz aufkochen lassen, Temperatur herunter regulieren und für weitere 5-10 Minuten köcheln lassen.
2. In der Zwischenzeit den Quark mit dem Joghurt und dem Schmand verrühren. Danach in zwei Schälchen anrichten.
3. Kirschen über dem Quark verteilen.
4. Mandelblättchen in einer Pfanne anrösten, bis diese beginnen zu duften und eine goldbraune Farbe angenommen haben.
5. Quark und Kirschen mit den angerösteten Mandelblättchen bestreuen und servieren.

Bratapfel

Zubereitungszeit: 35 Minuten

2 Portionen

Zutaten:

2 mittelgroße Äpfel

2 EL Rosinen

2 TL Butter

2 TL Honig

¼ TL Zimt

Zubereitung:

1. Backofen auf 200 Grad Ober- und Unterhitze vorheizen.
2. Äpfel waschen und das Kerngehäuse ausschneiden oder mit einem entsprechenden Gerät ausstechen.
3. In einem Schälchen die Rosinen mit dem Honig und dem Zimt verrühren und damit danach die Löcher in den Äpfeln füllen.
4. Eine kleine Auflaufform mit 1 TL Butter einfetten. Nun die Äpfel darin platzieren und die übrige Butter über den Äpfeln verteilen.
5. Auf mittlerer Schiene für 20-25 Minuten backen.
6. Aus dem Ofen holen, ein wenig abkühlen lassen und pur oder mit Vanillesoße servieren.

Hinweis: Das passende Rezept für eine Vanillesoße finden Sie im letzten Kapitel dieses Ratgebers.

Klassischer Milchreis

Zubereitungszeit: 35 Minuten
2 Portionen

Zutaten:
250 ml Milch
50 g Milchreis
1 EL Zucker
1 Msp. Zimt
Salz

Zubereitung:

1. Milch mit dem Zucker und einer Prise Salz in einen Topf füllen und aufkochen lassen. Nun den Milchreis hinzufügen und bei mittlerer Hitze für 25-30 Minuten abgedeckt köcheln lassen. Gelegentlich umrühren.
2. Topf vom Herd nehmen und den Milchreis in zwei Schälchen oder zwei Gläser füllen.
3. Mit ein wenig Zimt bestreuen und servieren.

Hinweis: Bei diesem Rezept handelt es sich um ein Grundrezept, welches beliebig erweitert werden kann. Eingang finden können histaminarme Obstsorten wie Äpfel, Kirschen oder Pfirsiche genauso wie Gewürze wie Vanille oder Kardamom, falls verträglich.

Brot und Brötchen

Brot und Brötchen können für Köche und Bäcker, die bisher hauptsächlich mit Weizenmehl gearbeitet haben, etwas ungewohnt sein. Auch Hefe, Sauerteig und herkömmliches Backpulver kommen bei einer Histaminunverträglichkeit nicht in Frage.

Auf Brot und Brötchen müssen Sie aber dennoch nicht verzichten, denn jeder Super-, Bio- oder Drogeriemarkt bietet heute eine Reihe Alternativen zu den klassischen Backzutaten. Falls Sie zusätzlich an einer Glutenunverträglichkeit leiden, empfehlen sich als Ersatz für Dinkelmehl glutenfreie Mehle wie Reismehl, Maismehl oder Mandelmehl oder bereits zusammengestellte glutenfreie Mischungen, die Sie ebenfalls in fast jedem Super- oder Biomarkt erwerben können.

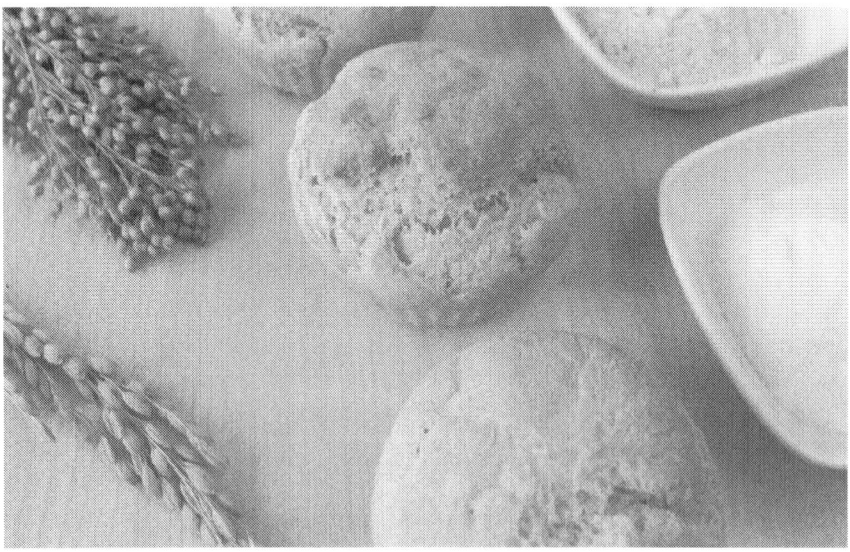

Reis-Leinsamen-Brot (glutenfrei)

Zubereitungszeit: 75 Minuten
12 Portionen

Zutaten:

300 g Reismehl
200 g Kartoffelstärke
75 g Leinsamen
500 ml Wasser
1 EL Weinsteinbackpulver
2 TL Guakernmehl
2 TL Rapsöl
Salz

Zubereitung:

1. Ofen auf 220 Grad Ober- und Unterhitze vorheizen.
2. Reis- und Guakernmehl gemeinsam mit der Stärke und einer Prise Salz vermengen. Nun das Wasser hinzufügen und zu einer homogenen Masse kneten.
3. 50 g Leinsamen in den Teig einkneten.
4. Ein Backblech mit einem Stück Backpapier auslegen. Aus dem Teig einen Laib formen und in der Mitte des Blechs platzieren. Mit den restlichen Leinsamen bestreuen.
5. Auf mittlerer Schiene für 45-50 Minuten backen. Aus dem Ofen holen und mit ein wenig Sonnenblumenöl bestreichen.
6. Für weitere 5-10 Minuten backen.
7. Aus dem Ofen holen, vollständig auskühlen lassen und servieren.

Kartoffelbrot

Zubereitungszeit: 60 Minuten
12 Portionen

Zutaten:
350 g Kartoffeln
350 g Dinkelmehl (Typ 630)
[60 ml Kartoffelwasser]
1 EL Olivenöl
½ Päckchen Weinsteinbackpulver
Salz

Zubereitung:

1. Ofen auf 180 Grad Ober- und Unterhitze vorheizen.
2. Kartoffeln waschen, schälen und in kleine Würfel schneiden.
3. Salzwasser in einem Topf zum Kochen bringen und die Kartoffelwürfel darin für 10-15 Minuten garen. Abgießen und etwa 60 ml des Kartoffelwassers in einem Gefäß auffangen und zur Seite stellen. Kartoffeln in eine Schüssel geben und mit einem Stampfer zu Brei verarbeiten.
4. Mehl, Backpulver sowie eine Prise Salz in einer separaten Schüssel miteinander vermengen. Danach zu den Kartoffeln geben, Kartoffelwasser und Olivenöl ebenfalls hinzufügen und alle Zutaten zu einer homogenen Teigmasse kneten.
5. Ein Backblech mit einem Stück Backpapier auslegen. Aus dem Teig einen Laib formen und mittig auf dem Blech platzieren.
6. Auf mittlerer Schiene für 35-40 Minuten backen.
7. Aus dem Ofen holen, vollständig auskühlen lassen und servieren.

Dinkel-Quark-Brötchen

Zubereitungszeit: 30 Minuten
10-12 Brötchen

Zutaten:
500 g Dinkelmehl (Typ 630)
400 g Magerquark
125 ml Milch
1 Päckchen Weinsteinbackpulver
1 EL Butter
Salz

Zubereitung:

1. Ofen auf 175 Grad Ober- und Unterhitze vorheizen.
2. Mehl, Backpulver und eine Prise Salz in einer großen Schüssel miteinander vermengen.
3. Die Butter in einem Wasserbad oder in der Mikrowelle zerlassen und in eine separate Schüssel füllen. Quark und Milch hinzufügen und miteinander verrühren. Nun zu den trockenen Zutaten geben und alles zu einer homogenen Teigmasse kneten.
4. Ein Backblech mit einem Stück Backpapier auslegen. Aus dem Teig 10-12 Kugeln formen und gleichmäßig auf dem Blech verteilen. Mit einem scharfen Messer an der Oberseite einschneiden.
5. Auf mittlerer Schiene für 15-20 Minuten backen.
6. Aus dem Ofen holen, vollständig auskühlen lassen und servieren.

Pizzabrötchen (auch geeignet als Pizzateig)

Zubereitungszeit: 20 Minuten

10-12 Brötchen

Zutaten:

300 g Dinkelmehl (Typ 630)

200 ml Buttermilch

1 EL Weinsteinbackpulver

2 EL Olivenöl

Meersalz

Zubereitung:

1. Ofen auf 250 Grad Ober- und Unterhitze vorheizen.
2. Mehl, Backpulver und Salz miteinander vermengen.
3. Buttermilch und Olivenöl hinzufügen und alle Zutaten zu einer homogenen Teigmasse verarbeiten.
4. Ein Backblech mit einem Stück Backpapier auslegen. Aus dem Teig 10-12 kleine Brötchen formen und gleichmäßig auf dem Blech verteilen.
5. Auf mittlerer Schiene für 8-12 Minuten backen, bis die Brötchen eine goldbraune Farbe angenommen haben.
6. Aus dem Ofen holen, auskühlen lassen und servieren.

Kürbiskern-Leinsamen-Brot (gluten- und laktosefrei)

Zubereitungszeit: 55 Minuten (+ 2 Stunden Ruhezeit)
12 Portionen

Zutaten:

100 g zarte Haferflocken
50 g Kürbiskerne
50 g Leinsamen
250 ml Wasser
2 EL Chiasamen
4 EL Flohsamenschalen
1 EL Honig
3 EL Rapsöl
Salz

Zubereitung:

1. Haferflocken, Kürbiskerne sowie die Samen mit einer Prise Salz in einer großen Schüssel miteinander vermengen.
2. Nun das Wasser, den Honig und das Öl hinzufügen und alle Zutaten zu einer homogenen Teigmasse verarbeiten. Mit einem Trockentuch abdecken und für mindestens 2 Stunden quellen lassen.
3. Backofen auf 200 Grad Ober- und Unterhitze vorheizen.
4. Ein Backblech mit einem Stück Backpapier auslegen. Teig erneut durchkneten, ggf. ein wenig Wasser hinzufügen und zu einem Laib formen. Laib mittig auf dem Blech platzieren.
5. Auf mittlerer Schiene für 40-45 Minuten backen.
6. Aus dem Ofen holen, vollständig auskühlen lassen und servieren.

Fixe Milchbrötchen

Zubereitungszeit: 30 Minuten

15-20 Brötchen

Zutaten:

400 g Dinkelmehl (Typ 630)

100 g Butter

250 ml Milch

1 EL Weinsteinbackpulver

Salz

Zubereitung:

1. Backofen auf 200 Grad Ober- und Unterhitze vorheizen.
2. Butter in der Mikrowelle oder in einem Wasserbad zerlassen. In eine Schüssel füllen und gemeinsam mit der Milch verquirlen.
3. In einer separaten Schüssel Mehl, Backpulver und eine Prise Salz miteinander vermengen. Zur Buttermischung geben und alle Zutaten zu einer homogenen Teigmasse verarbeiten.
4. Ein Backblech mit einem Stück Backpapier auslegen. Aus dem Teig 15-20 Brötchen formen und gleichmäßig auf dem Blech verteilen.
5. Auf mittlerer Schiene für 15-20 Minuten backen.
6. Aus dem Ofen holen, abkühlen lassen und servieren.

Quinoa-Chiasamen-Brot

Zubereitungszeit: 90 Minuten (+ 5 Stunden Ruhezeit)
12 Portionen

Zutaten:

320 g Quinoa
5 EL Chiasamen
1 l Wasser
1 TL Weinsteinbackpulver
1 TL Backnatron
Salz

Zubereitung:

1. Quinoa und Chiasamen in eine große Schüssel füllen. 700 ml Wasser hinzufügen und für mindestens 5 Stunden aufquellen lassen.
2. Backofen auf 180 Grad Ober- und Unterhitze vorheizen.
3. Quinoa und Chiasamen abgießen, das restliche Wasser, Backpulver, Natron und eine Prise Salz hinzufügen und zu einer homogenen Masse verarbeiten.
4. Eine Kastenform mit einem Stück Backpapier auskleiden. Teig gleichmäßig in der Form verteilen.
5. Auf mittlerer Schiene für 20 Minuten backen. Danach den Ofen auf 160 Grad herunter regulieren und für weitere 60 Minuten backen.
6. Aus dem Ofen holen, Kastenform entfernen und vollständig auskühlen lassen.
7. In Scheiben schneiden und mit einem histaminarmen Aufstrich oder Aufschnitt servieren.

Fluffiges Joghurtbrot (glutenfrei)

Zubereitungszeit: 55 Minuten
12 Portionen

Zutaten:

330 g glutenfreie Mehlmischung
400 g Naturjoghurt
1 großes Ei
1 ½ EL Weinsteinbackpulver
1 EL Flohsamenschalen
1 EL geschrotete Leinsamen
2 EL Olivenöl
Salz

Zubereitung:

1. Backofen auf 190 Grad Ober- und Unterhitze vorheizen.
2. Mehl, Backpulver, Floh- und Leinsamen sowie eine Prise Salz in einer Schüssel miteinander vermengen.
3. Ei aufschlagen und mit dem Joghurt und dem Olivenöl verquirlen. Danach zu den trockenen Zutaten geben und zu einer homogenen Teigmasse verarbeiten. Der Teig dieses Brotes ist relativ fest, ggf. ein wenig Wasser hinzufügen.
4. Eine Kastenform mit einem Stück Backpapier auskleiden und den Teig einfüllen.
5. Auf mittlerer Schiene für 45-50 Minuten backen.
6. Aus dem Ofen holen, vollständig auskühlen lassen und servieren.

18.2.2020
naja

Fladenbrot für mediterrane Speisen

Zubereitungszeit: 30 Minuten
12 Portionen

Zutaten:

400 g Dinkelmehl (Typ 1050)
200 ml Wasser
1 Päckchen Weinsteinbackpulver
1 EL Öl nicht in den Teig
½ TL getrockneter Oregano
½ TL getrockneter Thymian
½ TL getrockneter Rosmarin
Grobes Meersalz

Zubereitung:

1. Backofen auf 220 Grad Ober- und Unterhitze vorheizen.
2. Mehl, Backpulver, Kräuter und eine Prise Salz in einer Schüssel miteinander vermengen. Nun nach und nach das Wasser hinzufügen. Damit der Teig besser verarbeitet werden kann, ist warmes Wasser empfehlenswert. Alle Zutaten zu einer homogenen Teigmasse verarbeiten.
3. Ein Backblech mit einem Stück Backpapier auslegen. Aus dem Teig einen flachen Laib formen und mittig auf dem Blech platzieren. Mit dem Öl bepinseln und mit ein wenig Meersalz bestreuen.
4. Auf mittlerer Schiene für 15-20 Minuten backen.
5. Aus dem Ofen holen, vollständig auskühlen lassen und servieren.

Dinkelvollkornbrötchen (vegan)

Zubereitungszeit: 25 Minuten

10-12 Brötchen

Zutaten:

650 g Dinkelmehl (Vollkorn)

1 Päckchen Weinsteinbackpulver

500 ml Reismilch

Salz

Zubereitung:

1. Backofen auf 180 Grad Ober- und Unterhitze vorheizen.
2. Mehl, Backpulver und eine Prise Salz miteinander vermengen. Nun nach und nach die Reismilch hinzufügen und die Zutaten zu einer homogenen Teigmasse verarbeiten.
3. Ein Backblech mit einem Stück Backpapier auslegen. Den Teig zu 10-12 kleinen Kugeln formen und gleichmäßig auf dem Blech verteilen. Die obere Seite mit einem scharfen Messer einritzen.
4. Auf mittlerer Schiene für 10-15 Minuten backen, bis die Brötchen beginnen zu duften und eine goldbraune Farbe angenommen haben.
5. Aus dem Ofen holen, vollständig auskühlen lassen und servieren.

Maisbrot (glutenfrei)

Zubereitungszeit: 70 Minuten

12 Portionen

Zutaten:

450 g Maismehl

500 ml kohlensäurehaltiges Mineralwasser

1 Päckchen Weinsteinbackpulver

1 EL geschrotete Leinsamen

1 EL Sesam

½ TL gemahlener Koriander

Salz

Zubereitung:

1. Backofen auf 180 Grad Ober- und Unterhitze vorheizen.
2. Mehl, Backpulver und eine Prise Salz miteinander vermengen. Leinsamen, Sesam und Koriander ebenfalls untermengen. Nach und nach das Wasser dazugeben und alle Zutaten zu einer homogenen Teigmasse kneten.
3. Ein Backblech mit einem Stück Backpapier auslegen. Aus dem Teig einen Laib formen und mittig auf dem Blech platzieren.
4. Auf mittlerer Schiene für 50-60 Minuten backen.
5. Aus dem Ofen holen, vollständig auskühlen lassen und servieren.

Baguettebrötchen

Zubereitungszeit: 70 Minuten

10-12 Brötchen

Zutaten:

250 g Dinkelmehl (Typ 630)

100 g Dinkelmehl (Vollkorn)

100 g Magerquark

100 ml Milch

80 ml Wasser

1 EL Weinsteinbackpulver

½ TL Zucker

Salz

Zubereitung:

1. Backofen auf 200 Grad Umluft vorheizen.
2. Die Mehle gemeinsam mit dem Backpulver, einer Prise Zucker und einer Prise Salz in einer großen Schüssel miteinander vermengen.
3. Quark, Milch und Wasser in einer separaten Schüssel verrühren und danach zu den trockenen Zutaten geben. Alle Zutaten zu einem glatten Teig kneten.
4. Ein Backblech mit einem Stück Backpapier auslegen. Aus dem Teig 10-12 längliche Brötchen formen und diese gleichmäßig auf dem Blech verteilen.
5. Auf mittlerer Schiene für 25-30 Minuten backen, bis die Brötchen eine goldgelbe Farbe angenommen haben und beginnen zu duften.
6. Aus dem Ofen holen, vollständig auskühlen lassen und servieren.

Kuchen und Gebäck

Bei Kuchen und Gebäck ergeben sich ähnliche Schwierigkeiten wie beim Backen von Brot oder Brötchen. Auch hier gibt es jedoch zahlreiche Alternativen für die klassischen Mehle und Triebmittel und auch Personen mit einer zusätzlichen Glutenunverträglichkeit können hin und wieder ein Stück Kuchen oder ein süßes Stückchen durchaus genießen.

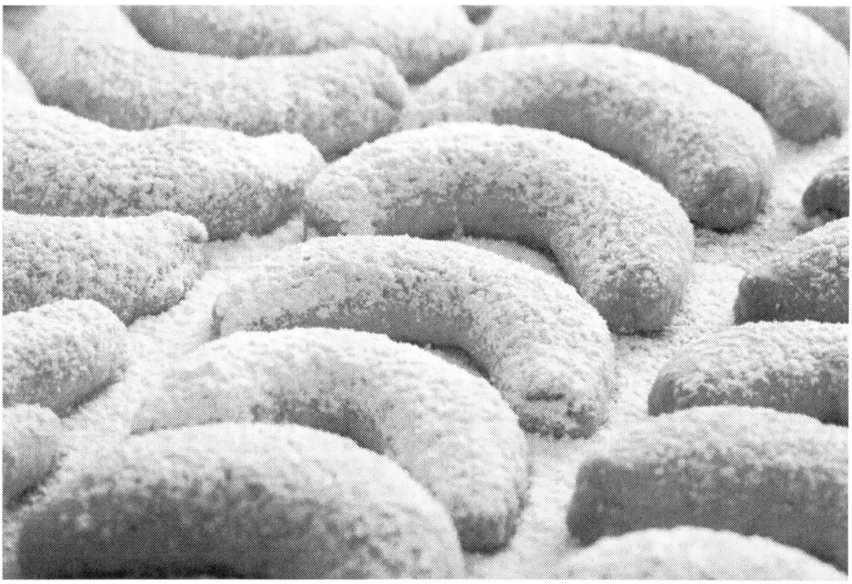

Heidelbeermuffins

Zubereitungszeit: 35 Minuten
12 Portionen

Zutaten:

250 g Heidelbeeren
350 g Dinkelmehl
250 ml Milch
150 g Butter
120 g Zucker
2 mittelgroße Eier
1 Päckchen Weinsteinbackpulver
Salz

Zubereitung:

1. Ofen auf 180 Grad Ober- und Unterhitze vorheizen.
2. Butter in einem Wasserbad oder in der Mikrowelle zerlassen und gemeinsam mit dem Zucker und den Eiern schaumig schlagen. Nun das Mehl, das Backpulver und eine Prise Salz hinzufügen und die Zutaten zu einer homogenen Teigmasse verarbeiten.
3. Heidelbeeren waschen und vorsichtig in den Teig einkneten.
4. Ein Muffinblech mit Förmchen auslegen und den Teig gleichmäßig aufteilen.
5. Auf mittlerer Schiene für 15-20 Minuten backen.
6. Aus dem Ofen nehmen, vollständig auskühlen lassen und servieren.

Falscher Hefezopf

Zubereitungszeit: 50 Minuten
12 Portionen

Zutaten:

600 g Dinkelmehl (Typ 630)
1 TL Backnatron
2 TL Weinsteinbackpulver
400 ml Buttermilch
3 EL Butter
1 kleines Ei
1 TL Mandelblättchen
Salz

Zubereitung:

1. Ofen auf 180 Grad Ober- und Unterhitze vorheizen. Mehl, Natron und Backpulver sowie eine Prise Salz in einer Schüssel miteinander vermengen.
2. Butter in einem Wasserbad oder in der Mikrowelle zerlassen und gemeinsam mit der Buttermilch hinzufügen. Alle Zutaten zu einer homogenen Teigmasse kneten. Der Teig sollte nicht mehr kleben, deshalb ggf. ein wenig Mehl hinzufügen.
3. Ein Backblech mit einem Stück Backpapier auslegen. Den Teig in 3 etwa gleich große Stücke zerteilen und daraus Teigröllchen formen. Aus den drei Teigröllchen auf dem Blech den typischen Zopf flechten.

4. Das Ei aufschlagen und in einem Schälchen verquirlen. Den falschen Hefezopf mit dem Ei bepinseln und mit den Mandelblättchen bestreuen.
5. Auf mittlerer Schiene für 35-40 Minuten backen.
6. Aus dem Ofen holen, vollständig auskühlen lassen und servieren.

Superschnelle Kokosmakronen (glutenfrei)

Zubereitungszeit: 30 Minuten
20-25 Makronen

Zutaten:

3 große Eier
120 g Zucker
150 g Kokosraspel

Zubereitung:

1. Backofen auf 150 Grad Ober- und Unterhitze vorheizen.
2. Eier aufschlagen und das Eigelb vom Eiweiß trennen. Eiweiß in einer großen Schüssel füllen und steif schlagen. Zucker in den Eischnee einrühren, danach die Kokosflocken in den Eischnee einrühren.
3. Ein Backblech mit einem Backpapier auslegen. Mit einem Esslöffel 20-25 Makronen gleichmäßig auf dem Blech verteilen.
4. Auf mittlerer Schiene für 15-20 Minuten backen, bis die ersten Makronen eine bräunliche Färbung annehmen.
5. Aus dem Ofen holen, ein wenig auskühlen lassen und servieren oder in einer verschließbaren Box aufbewahren.

Histaminarme Zimtsterne

Zubereitungszeit: 30 Minuten

20-25 Kekse

Zutaten:

200 g gemahlene Mandeln

150 g Puderzucker

2 mittelgroßes Eier

1 EL Honig

½ TL Zimt

Zubereitung:

1. Ofen auf 150 Grad Ober- und Unterhitze vorheizen.
2. Die gemahlenen Mandeln gemeinsam mit 125 g Puderzucker, 1 Ei, dem Honig und dem Zimt zu einer homogenen Teigmasse kneten.
3. Eine glatte Arbeitsfläche mit eine wenig Mehl oder gemahlenen Mandeln bestäuben und den Teig darauf ausrollen. 20-25 Sterne ausstechen.
4. Ein Backblech mit einem Stück Backpapier auslegen und die Sterne gleichmäßig auf dem Blech verteilen.
5. Das übrige Ei aufschlagen und das Eiweiß vom Eigelb trennen. Eiweiß in eine Schüssel füllen und gemeinsam mit dem Puderzucker schaumig schlagen. Zuckerschaum auf den Sternen verteilen.
6. Auf mittlerer Schiene für 10-15 Minuten backen, bis die Zimtsterne beginnen zu duften und eine goldbraune Farbe angenommen haben.
7. Aus dem Ofen holen, vollständig auskühlen lassen und servieren.

Vegane Kirschmuffins

Zubereitungszeit: 40 Minuten
12 Portionen

Zutaten:

350 g frische Kirschen
450 g Dinkelmehl (Typ 630)
5 mittelgroße Eier
200 g Zucker
130 ml Rapsöl
100 ml Reismilch
3 TL Weinsteinbackpulver
Salz

Zubereitung:

1. Ofen auf 160 Grad Umluft vorheizen.
2. Kirschen waschen und entsteinen. In eine Schüssel geben und zur Seite stellen. Eier in einer Schüssel aufschlagen und gemeinsam mit der Reismilch, dem Zucker und dem Öl verquirlen.
3. In einer separaten Schüssel das Mehl mit dem Backpulver und einer Prise Salz vermengen. Danach zur Eiermasse geben und die Zutaten zu einer homogenen Teigmasse verarbeiten. Zuletzt die Kirschen einkneten.
4. Ein Muffinblech mit Förmchen auslegen und den Teig gleichmäßig in den Förmchen verteilen.
5. Auf mittlerer Schiene für 20-25 Minuten backen, bis die Muffins eine goldbraune Farbe angenommen haben.
6. Aus dem Ofen holen, vollständig auskühlen lassen und servieren.

Kekse aus Mürbeteig

Zubereitungszeit: 25 Minuten (+1 Stunde Ruhezeit)
20-25 Kekse

Zutaten:

250 g Dinkelvollkornmehl
150 g Butter
2 mittelgroße Eier
110 g Zucker
Salz

Zubereitung:

1. Butter in einem Wasserbad oder in der Mikrowelle zerlassen.
2. Eier in einer Schüssel aufschlagen und den Zucker und die zerlassene Butter hinzufügen. Alle drei Zutaten gut miteinander verquirlen.
3. Mehl und eine Prise Salz hinzufügen und zu einem Mürbeteig kneten.
4. Teig in Klarsichtfülle einwickeln und für 1 Stunde im Kühlschrank ruhen lassen.
5. Ofen auf 180 Grad Ober- und Unterhitze vorheizen.
6. Teig aus der Folie holen, auf einer glatten Arbeitsfläche ausrollen und beliebig ausstechen oder formen.
7. Ein Backblech mit einem Stück Backpapier auslegen und die Kekse gleichmäßig darauf verteilen.
8. Auf mittlerer Schiene für 10-15 Minuten backen.
9. Aus dem Ofen holen, auskühlen lassen und servieren oder in einer verschließbaren Box aufbewahren.

Grundteig für Tortenboden (glutenfrei)

Zubereitungszeit: 25 Minuten
12 Portionen

Zutaten:

4 mittelgroße Eier
150 g Maisstärke
150 g Zucker
40 ml Wasser
1 TL Weinsteinbackpulver
Salz

Zubereitung:

1. Ofen auf 175 Grad Ober- und Unterhitze vorheizen.
2. Eier aufschlagen und das Eiweiß vom Eigelb trennen.
3. Eigelb in einer großen Schüssel mit dem Wasser dem Zucker verquirlen.
4. In einer separaten Schüssel die Stärke mit dem Backpulver und einer Prise Salz vermengen und danach zur Eigelbmischung geben.
5. Eiweiß steif schlagen und vorsichtig unter den Teig heben.
6. Eine Springform mit einem Stück Backpapier auskleiden und den Teig gleichmäßig in der Form verteilen.
7. Auf mittlerer Schiene für 30-35 Minuten backen.
8. Aus dem Ofen holen, vollständig auskühlen lassen und danach eine beliebige Obst- oder Buttercremetorte zubereiten.

Vanillekipferl

Zubereitungszeit: 40 Minuten
20-25 Kipferl

Zutaten:

280 g Dinkelmehl (Typ 630)
125 g Erdmandelflocken
200 g Butter
80 g Zucker
½ Vanilleschote.
Salz

Zubereitung:

1. Backofen auf 150 Grad Ober- und Unterhitze vorheizen.
2. Vanilleschote längs halbieren und das Mark mit einem scharfen Messer auskratzen.
3. Butter in einem Wasserbad oder in der Mikrowelle zerlassen. In eine Schüssel füllen und den Zucker und das Vanillemark einrühren.
4. Mehl, Erdmandeln und eine Prise Salz in einer separaten Schüssel miteinander vermengen. Nun die Buttermischung dazugeben und alle Zutaten zu einer homogenen Teigmasse verarbeiten.
5. Ein Backblech mit einem Stück Backpapier auslegen. Aus dem Teig kleine Kipferl formen und gleichmäßig auf dem Blech verteilen.
6. Auf mittlerer Schiene für 25-30 Minuten backen.
7. Aus dem Ofen holen, auskühlen lassen und servieren oder in einer verschließbaren Box aufbewahren.

Möhrenkekse

Zubereitungszeit: 25 Minuten
15-20 Kekse

Zutaten:

200 g Dinkelmehl (Typ 630)
100 g Butter
75 g Zucker
75 g Möhren
1 TL Backnatron
Salz

Zubereitung:

1. Backofen auf 190 Grad Ober- und Unterhitze vorheizen.
2. Möhren waschen, schälen und mit einer Reibe fein raspeln.
3. Butter in der Mikrowelle oder in einem Wasserbad zerlassen und in eine große Schüssel füllen. Zucker und Möhrenraspeln einrühren.
4. In einer separaten Schüssel das Mehl, Natron und eine Prise Salz vermengen. Nun zur Buttermasse hinzufügen und alle Zutaten zu einer homogenen Teigmasse kneten.
5. Eine glatte Arbeitsfläche mit ein wenig Mehl bestäuben und den Teig ausrollen. 15-20 Kekse in beliebigen Formen ausstechen.
6. Ein Backblech mit einem Stück Backpapier auslegen und die Kekse gleichmäßig darauf verteilen.
7. Auf mittlerer Schiene für 10-15 Minuten backen, bis die Kekse eine goldbraune Farbe angenommen haben und beginnen zu duften.
8. Aus dem Ofen nehmen, gut auskühlen lassen und servieren oder in einer verschließbaren Box aufbewahren.

Mandel-Zimt-Tarte (glutenfrei)

Zubereitungszeit: 70 Minuten

12 Portionen

Zutaten:

200 g gemahlene Mandeln

6 mittelgroße Eier

175 g Zucker

1 EL Weinsteinbackpulver

100 ml Olivenöl

1 EL Puderzucker

½ TL Zimt

Salz

Zubereitung:

1. Backofen auf 200 Grad Ober- und Unterhitze vorheizen.
2. Eier aufschlagen und das Eiweiß vom Eigelb trennen. Eiweiß in eine große Schüssel geben, eine Prise Salz hinzufügen und steif schlagen. Nun den Zucker hinzufügen.
3. Eigelb in einer separaten Schüssel gemeinsam mit dem Zimt, gemahlene Mandeln und Backpulver verquirlen. Nach und nach das Olivenöl hinzufügen. Zuletzt die Eiweißmischung vorsichtig unter den Teig heben und alles zu einer homogenen Masse verarbeiten.
4. Eine Springform mit einem Stück Backpapier auskleiden und den Teig gleichmäßig in der Form verteilen.
5. Auf unterer Schiene für 55-60 Minuten backen.
6. Aus dem Ofen nehmen und gut auskühlen lassen. Springform entfernen und servieren.

Klassischer Marmorkuchen

Zubereitungszeit: 70 Minuten
12 Portionen

Zutaten:

350 g Dinkelmehl (Typ 630)
250 g Butter
200 g Zucker
4 Eier
4 EL Milch
1 Päckchen Weinsteinbackpulver
1 EL Rapsöl
½ Vanilleschote
Salz

Zubereitung:

1. Backofen auf 150 Grad Ober- und Unterhitze vorheizen.
2. Mehl, Backpulver und eine Prise Salz in einer großen Schüssel miteinander vermengen.
3. Butter in einem Wasserbad oder in der Mikrowelle zerlassen.
4. Eier in einer separaten Schüssel aufschlagen und gemeinsam mit dem Zucker, der zerlassenen Butter und der Milch verquirlen.
5. Vanilleschote längs halbieren und das Mark mit einem scharfen Messer auskratzen.
6. Vanillemark zur Eiermasse hinzufügen.
7. Nun alles zu den trockenen Zutaten geben und zu einer homogenen Teigmasse kneten.

8. Eine Kuchenform mit dem Öl bepinseln und den Teig gleichmäßig in der Form verteilen.
9. Auf mittlerer Schiene für 55-60 Minuten backen.
10. Aus dem Ofen holen, Kuchenform entfernen, vollständig auskühlen lassen und servieren.

Einfacher Apfelkuchen

Zubereitungszeit: 60 Minuten

12 Portionen

Zutaten:

4 mittelgroße Äpfel

200 g Dinkelmehl (Typ 630)

125 g Butter

125 g Zucker

3 mittelgroße Eier

1 EL Milch

2 EL Weinsteinbackpulver

1 EL Puderzucker

1 EL Rapsöl

Salz

Zubereitung:

1. Ofen auf 180 Grad Ober- und Unterhitze vorheizen.
2. Äpfel waschen, schälen und vierteln. Danach das Kerngehäuse entfernen und in schmale Spalten schneiden.

3. Mehl, Backpulver und eine Prise Salz in einer großen Schüssel miteinander vermengen.
4. Butter in einem Wasserbad oder in der Mikrowelle zerlassen und gemeinsam mit der Milch in eine separate Schüssel füllen. Eier aufschlagen, dazugeben und verquirlen. Nun zu den trockenen Zutaten geben und zu einer glatten Teigmasse kneten.
5. Eine Springform mit dem Rapsöl bepinseln. Etwa ein Viertel des Teigs in die Form füllen und mit Apfelspalten belegen. Wiederholen, bis Teig und Äpfel aufgebraucht sind.
6. Auf mittlerer Schiene für 40-50 Minuten backen.
7. Aus dem Ofen holen, abkühlen lassen und Springform entfernen.
8. Mit Puderzucker bestreuen und servieren.

Snacks

Snacks eignen sich hervorragend als kleine Mahlzeit zwischendurch oder für unterwegs und gehören zu jedem gelungenen Ausflug mit oder ohne Picknick dazu. Der Variantenreichtum bei einer histaminarmen Kost ist zwar nicht ganz so groß wie der einer normalen Kostform, aber bei Pommes, Fladenbrot oder anderen herzhaften Sünden müssen Sie sich mit einigen Tricks und Kniffen bei der Zubereitung keinesfalls einschränken. Die nachfolgenden zehn Rezepte beinhalten sowohl Snacks für Zuhause, als auch Snacks für unterwegs.

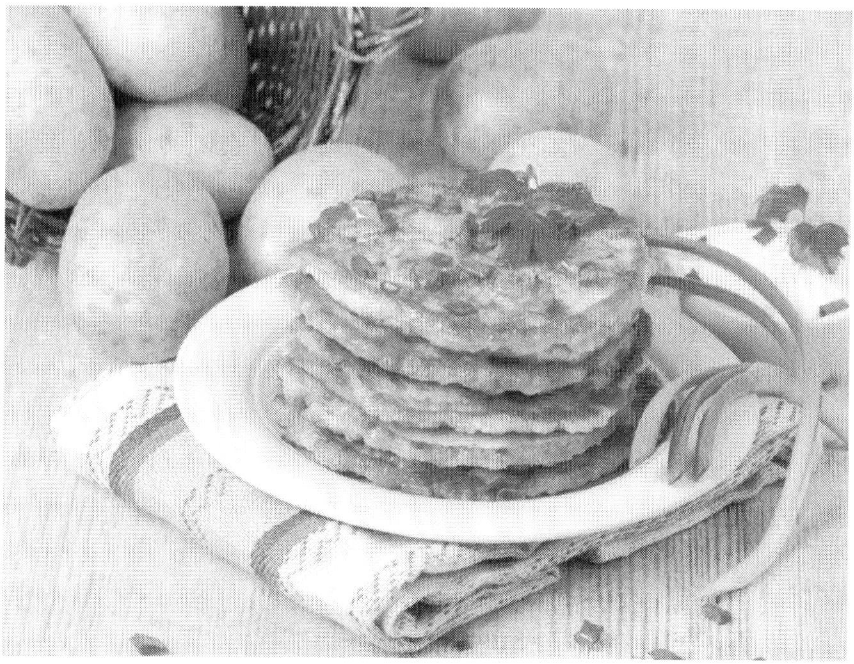

Süßkartoffelpommes

Zubereitungszeit: 30 Minuten

2 Portionen

Zutaten:

2 mittelgroße Süßkartoffeln

2 EL Olivenöl

Salz

Zubereitung:

1. Ofen auf 230 Grad Ober- und Unterhitze vorheizen.
2. Süßkartoffeln waschen, schälen und in dünne Pommes schneiden.
3. Pommes, Olivenöl und Salz in eine große Schüssel geben und gut miteinander vermengen.
4. Ein Backblech mit einem Stück Backpapier auslegen und die Pommes gleichmäßig darauf verteilen.
5. Auf mittlerer Schiene für 15-20 Minuten backen, bis die Pommes eine goldbraune Farbe angenommen haben.
6. Aus dem Ofen holen und pur oder mit einem Dip servieren.

Indisches Fladenbrot

Zubereitungszeit: 45 Minuten
2 Portionen

Zutaten:
150 g Dinkelmehl (Typ 1050)
90 ml Wasser
2 TL Butterschmalz
Salz

Zubereitung:

7. Mehl und Salz in einer Schüssel miteinander vermengen.
8. 1 TL Butterschmalz in der Mikrowelle oder in einem Wasserbad zerlassen und gemeinsam mit dem Wasser zum Mehl geben. Nun alle Zutaten zu einer homogenen Teigmasse verarbeiten. Hierzu benötigen Sie mindestens 10 Minuten Knetzeit.
9. Teig in 6 etwa gleich große Stücke zerteilen, zu kleinen Kugeln rollen und diese auf einem Backblech verteilen. Mit einem Trockentuch abdecken und für 20 Minuten ruhen lassen.
10. Eine glatte Arbeitsfläche mit ein wenig Mehl bestäuben und die Kugeln darauf zu dünnen Fladen formen.
11. Das übrige Butterschmalz in einer Pfanne erhitzen und die Fladen darin von beiden Seiten für je 2-3 Minuten ausbacken, bis diese eine goldbraune Farbe angenommen haben.
12. Aus der Pfanne nehmen, vollständig auskühlen lassen und pur oder belegt genießen.

Kräuterpfannkuchen

Zubereitungszeit: 25 Minuten
2 Portionen

Zutaten:
125 g Dinkelmehl (Typ 630)
2 kleine Eier
200 ml Milch
1 TL Butter
50 g Frischkäse
Frischer Schnittlauch
Frische Petersilie
Salz

Zubereitung:

1. Eier in einer großen Schüssel aufschlagen und gemeinsam mit der Milch verquirlen. Mehl und eine Prise Salz unterrühren, mit einem Trockentuch abdecken und für 10-15 Minuten zur Seite stellen.
2. In der Zwischenzeit den Schnittlauch und die Petersilie waschen, trocken schütteln und fein hacken.
3. Kräuter unter den Teig heben.
4. Butter in einer Pfanne zerlassen und den Teig portionsweise von beiden Seiten für 2-3 Minuten ausbacken.
5. Aus der Pfanne holen und auf einem Stück Küchenpapier abtropfen lassen.
6. Mit Frischkäse bestreichen, einrollen und servieren.

Dinkelwaffeln

Zubereitungszeit: 25 Minuten
2 Portionen

Zutaten:

150 g Dinkelmehl (Typ 630)
50 g gemahlene Hirse
50 g zarte Haferflocken
100 ml Sahne
250 ml Milch
1 großes Ei
1 TL Weinsteinbackpulver
1 EL Zucker
Salz

Zubereitung:

1. Mehl, Hirse, Haferflocken, Backpulver sowie eine Prise Salz in einer großen Schüssel miteinander vermengen.
2. Das Ei aufschlagen und gemeinsam mit der Sahne, dem Zucker und der Milch verquirlen. Zu den trockenen Zutaten geben und alles zu einer homogenen Masse verarbeiten. Mit einem Trockentuch abdecken und für 10-15 Minuten zur Seite stellen.
3. Waffeleisen ggf. ein wenig einfetten und den Teig portionsweise je nach Gerät für 3-10 Minuten ausbacken.
4. Aus dem Waffeleisen holen, ein wenig abkühlen lassen und mit Obst oder Puderzucker servieren oder aufbewahren und mitnehmen.

Zucchini-Kartoffel-Puffer

Zubereitungszeit: 20 Minuten

2 Portionen

Zutaten:

100 g Zucchini

100 g Kartoffeln

1 großes Ei

50 g junger Gouda

50 g Dinkelmehl (Typ 630)

1 EL Frischkäse

2 EL Olivenöl

Salz

Zubereitung:

1. Kartoffeln waschen, schälen und mit einer Reibe fein raspeln. Zucchini waschen und ebenfalls fein raspeln. Mit einem Stück Küchenpapier trocken tupfen und in eine Schüssel füllen.
2. Gouda raspeln und gemeinsam mit dem Ei, dem Mehl und dem Frischkäse hinzufügen. Ein wenig Salzen und zu einer homogenen Masse kneten.
3. Olivenöl in einer Pfanne erhitzen und die Masse in Form von kleinen Talern in die Pfanne geben. Von beiden Seiten für 4-5 Minuten ausbacken.
4. Aus der Pfanne nehmen und auf einem Stück Küchenpapier abtropfen lassen.
5. Pur oder mit einem Dip servieren oder im Kühlschrank aufbewahren und mitnehmen.

Schmand-Gurken-Häppchen

Zubereitungszeit: 10 Minuten

2 Portionen

Zutaten:

150 g Gurke

2 EL Schmand

1 Msp. Zucker

Frische Minze

Salz

Zubereitung:

1. Gurke waschen und in Scheiben schneiden.
2. Minze waschen, trocken schütteln und fein hacken.
3. Schmand gemeinsam mit etwas Zucker und Salz in ein Schälchen geben, Minze hinzufügen und alles gut miteinander verrühren.
4. Schmand auf den Gurkenscheiben verteilen, auf zwei Tellern anrichten und servieren.

Petersilien-Gnocchi für Zwischendurch

Zubereitungszeit: 40 Minuten
2 Portionen

Zutaten:

400 g Kartoffeln
50 g Dinkelmehl (Typ 630)
1 kleines Ei
2 EL Olivenöl
1 Msp. geriebene Muskatnuss
Frische Petersilie
Salz

Zubereitung:

1. Kartoffeln waschen, schälen und in kleine Würfel schneiden. Salzwasser in einem Topf zum Kochen bringen und die Kartoffelwürfel darin für 15-20 Minuten garen.

2. Kartoffeln abgießen und mit einem Kartoffelstamper zu Püree verarbeiten. Mit Muskat und Salz abschmecken.

3. Ei, Mehl und Olivenöl hinzufügen und zu einer homogenen Teigmasse verarbeiten.

4. Petersilie waschen, mit einem Stück Küchenpapier trocken tupfen und fein hacken. Nun unter die Kartoffelmasse heben.

5. Kartoffelmasse auf einer glatten Arbeitsfläche ausrollen, in Streifen schneiden und in beliebig große Gnocchi schneiden. Die Oberseite mit einer Gabel eindrücken.

6. Erneut einen Topf mit Salzwasser aufsetzen. Gnocchi in das Wasser geben. Sobald die Gnocchi an der Oberfläche schwimmen, mit einer Schaumkelle abschöpfen.

7. In zwei Schälchen oder auf zwei Tellern anrichten und servieren.

Paprika-Kräuter-Bratlinge

Zubereitungszeit: 25 Minuten
2 Portionen

Zutaten:

2 rote Paprikaschoten
50 g gemahlene Mandeln
2 EL Dinkelmehl (Vollkorn)
2 mittelgroße Eier
250 g körniger Frischkäse
Frischer Basilikum
Frischer Rosmarin
Frische Petersilie
Salz

Zubereitung:

1. Ofen auf 200 Grad Ober- und Unterhitze vorheizen.

2. Paprika waschen, Kerngehäuse entfernen und in feine Würfel schneiden.

3. Kräuter waschen, trocken schütteln und fein hacken.

4. Frischkäse in eine große Schüssel geben und mit den Paprikawürfeln und den Kräutern vermengen.

5. Danach die Mandeln, das Mehl, die Eier sowie eine Prise Salz hinzufügen und alle Zutaten zu einer cremigen Masse verrühren.

6. Ein Backblech mit einem Stück Backpapier auslegen. Die Käse-Kräuter-Mischung portionsweise auf dem Blech verteilen.

7. Auf mittlerer Schiene für 10-15 Minuten backen, bis die Taler eine goldgelbe Farbe angenommen haben.

8. Aus dem Ofen holen, ein wenig auskühlen lassen und servieren oder im Kühlschrank aufbewahren.

Zucchini-Schnittchen

Zubereitungszeit: 55 Minuten
6-8 Schnittchen

Zutaten:
300 g Zucchini
3 mittelgroße Eier
125 g Dinkelmehl (Typ 630)
125 g geriebener Mozzarella
½ TL Weinsteinbackpulver
Salz

Zubereitung:

1. Backofen auf 180 Grad Ober- und Unterhitze vorheizen.
2. Eier in einer großen Schüssel aufschlagen. Mehl, Backpulver und eine Prise Salz hinzufügen und zu einer homogenen Masse verrühren.
3. Zucchini waschen und mit einer Reibe fein raspeln. Gemeinsam mit dem Käse zur Eiermasse hinzufügen.
4. Eine Kastenform mit einem Stück Backpapier auskleiden. Nun die Masse einfüllen. Die Form ist nur im unteren Bereich gefüllt.
5. Auf mittlerer Schiene für 40-45 Minuten backen.
6. Aus dem Ofen holen, ein wenig abkühlen lassen und die Kastenform entfernen.
7. In 6-8 Schnittchen schneiden und servieren.

Maiswaffeln (glutenfrei)

Zubereitungszeit: 15 Minuten
2 Portionen

Zutaten:
250 g Maismehl
3 EL Maisstärke
300 ml kohlensäurehaltiges Mineralwasser
1 EL Rapsöl
Salz

Zubereitung:

1. Mehl, Stärke und eine Prise Salz in einer großen Schüssel miteinander vermengen. Nun das Öl und nach und nach das Wasser einfüllen und zu einer dickflüssigen Teigmasse verrühren.
2. Portionsweise in ein Waffeleisen geben und je nach Modell für 3-10 Minuten ausbacken.
3. Aus dem Waffeleisen nehmen, auf einem Küchenpapier abtropfen lassen und je nach Belieben süß oder herzhaft belegen oder pur genießen.

Hinweis: Maiswaffeln sind nach dem Ausbacken etwas fester als die klassischen Pendants aus Weizen- oder Dinkelmehl. Sie erinnern eher an Maisfladen; können aber genauso wie herkömmliche Waffeln belegt und serviert werden.

Soßen, Dips und Aufstriche

Soßen, Dips und Aufstriche können schon für Menschen, die unter keiner Unverträglichkeit leiden, zu einer echten Herausforderung in der Küche werden.

Bei den histaminarmen Varianten fallen darüber hinaus wichtige Zutaten wie Weizenmehl für eine Mehlschwitze oder Bananen oder Schokolade für einen süßen Dip weg. Dass Sie auf Soßen, Dips und Aufstriche jedoch keinesfalls verzichten müssen, beweisen Ihnen die nachstehenden zehn Rezepte.

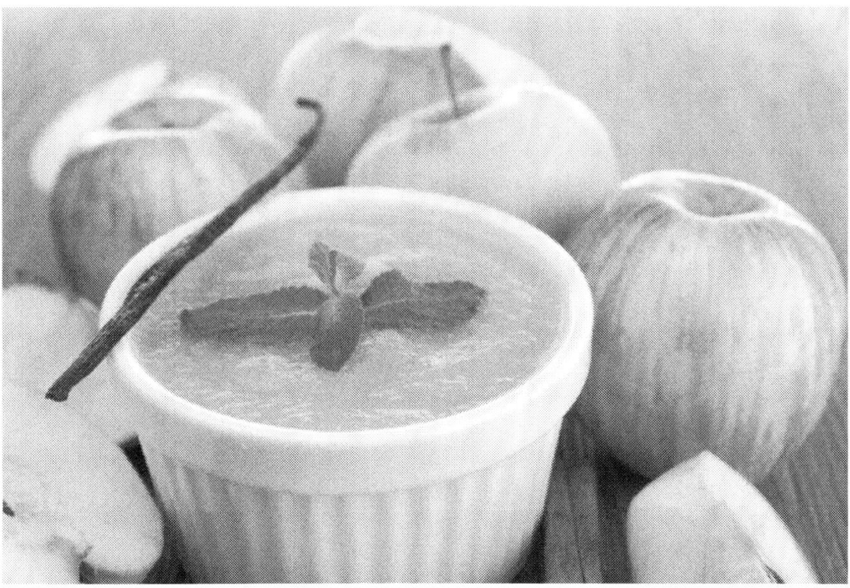

Kräuterbutter

Zubereitungszeit: 15 Minuten
2 Portionen

Zutaten:

50 g Butter
15 g frische Petersilie
15 g frischer Schnittlauch
Salz

Zubereitung:

7. Petersilie und Schnittlauch waschen, trocken schütteln und fein hacken.
8. Butter in einer Pfanne bei niedriger Temperatur zerlassen. Pfanne vom Herd nehmen und die Kräuter gemeinsam mit dem Salz einrühren.
9. Butter in ein Einweckglas füllen und vollständig abkühlen lassen. In den Kühlschrank stellen und innerhalb von 1-2 Wochen verbrauchen.

Hinweis: Diese Kräuterbutter eignet sich nicht nur als Aufstrich, sondern auch als Soße für Gnocchi oder Nudeln. Petersilie und Schnittlauch können problemlos durch andere Kräuter ersetzt werden. Lecker und bekömmlich ist beispielsweise eine Salbeibutter. Statt 30 g Kräuter werden 30 g frischer Salbei gehackt und der Butter hinzugefügt.

Vanillesoße

Zubereitungszeit: 15 Minuten
2 Portionen

Zutaten:

150 ml Milch
1 kleines Ei
1 TL Kartoffelstärke
2 EL Zucker
½ Vanilleschote

Zubereitung:

1. Milch in eine Topf geben, Kartoffelstärke einrühren und bei niedriger Hitze erwärmen.
2. Ei aufschlagen und das Eigelb vom Eiweiß trennen. Eigelb in eine Schüssel geben und verquirlen.
3. Eigelb zur Milchmischung geben und 5-7 Minuten rühren, bis die Soße eine dickflüssige Konsistenz angenommen hat. Topf vom Herd nehmen.
4. Vanilleschote längs halbieren und das Mark mit einem scharfen Messer auskratzen. Vanillemark und Zucker in die Soße einrühren.
5. Zu Desserts oder Obst servieren oder abfüllen und im Kühlschrank aufbewahren.

Schneller Gurken-Frischkäse-Aufstrich

Zubereitungszeit: 10 Minuten

2 Portionen

Zutaten:

150 g Gurke

150 g körniger Frischkäse

Frischer Dill

Frische Kresse

Salz

Zubereitung:

1. Gurke waschen, der Länge nach halbieren und die Kerne mit einem Löffel auskratzen. Danach in sehr feine Würfel schneiden.
2. Gurkenstücke gemeinsam mit dem Frischkäse in ein Schälchen füllen, ein wenig salzen und gut miteinander vermengen.
3. Dill waschen, trocken schütteln und fein hacken. Kresse mit einer Schere vom Bett abschneiden. Kräuter danach unter die Frischkäsemischung heben.
4. Als Aufstrich für Brot oder Dip für Gemüse servieren.

Süßkartoffelsoße für Beilagen aller Art

Zubereitungszeit: 20 Minuten
2 Portionen

Zutaten:

1 mittelgroße Süßkartoffel
200 ml Wasser
2 EL saure Sahne
1 EL Olivenöl
10 g frischer Ingwer
1 Knoblauchzehe
1 Msp. Kurkuma
Salz

Zubereitung:

1. Süßkartoffel waschen, schälen und in kleine Würfel schneiden.
2. Ein wenig Salzwasser in einem Topf erhitzen und die Kartoffelwürfel darin für 5-10 Minuten weich dünsten.
3. In der Zwischenzeit den Knoblauch schälen und fein hacken oder durch eine Knoblauchpresse drücken. Ingwer schälen und in kleine Würfel schneiden.
4. Olivenöl in einer Pfanne erhitzen und den Knoblauch mit dem Ingwer darin für 2-3 Minuten scharf anbraten. Danach zu den Süßkartoffelwürfeln geben.

5. Sahne und Kurkuma hinzufügen, alles kurz aufkochen lassen, Topf vom Herd nehmen und die Masse mit einem Stabmixer pürieren. Mit Salz abschmecken.
6. Zu Reis, Kartoffeln oder Nudeln servieren.

Selbstgemachter Apfelmus

Zubereitungszeit: 30 Minuten
2 Portionen

Zutaten:
2 mittelgroße Äpfel
90 ml Wasser
50 g brauner Rohrzucker
¼ TL Zimt

Zubereitung:

1. Äpfel waschen, schälen, vierteln und entkernen. Danach in kleine Stücke schneiden.
2. Wasser in einem Topf erwärmen und den Zucker darin auflösen. Nun die Apfelstücke hinzufügen und für 15-20 Minuten bei niedriger Hitze köcheln lassen.
3. Topf vom Herd nehmen und die Äpfel mit einem Stabmixer pürieren. Zimt einrühren und abkühlen lassen.
4. Zu Pfannkuchen, Pancakes oder als Dip zu Obst servieren.

Superschnelle Dillsoße perfekt für Fisch

Zubereitungszeit: 10 Minuten

2 Portionen

Zutaten:

75 ml Buttermilch

50 ml Crème fraîche

½ TL Olivenöl

Frischer Dill

Salz

Zubereitung:

1. Buttermilch, Crème fraîche und Olivenöl in einem Schälchen miteinander verrühren.
2. Dill waschen, trocken schütteln und fein hacken.
3. Dill unter die Buttermilchmischung heben und mit Salz abschmecken.
4. Zu Fisch- oder Gemüsegerichten servieren.

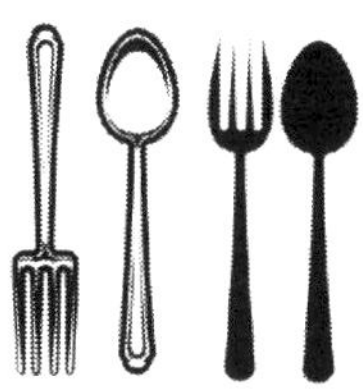

Sauce Hollandaise histaminarm

Zubereitungszeit: 15 Minuten

2 Portionen

Zutaten:

2 kleine Eier

1 EL Frischkäse

1 TL Butter

1 TL Rapsöl

2 EL Wasser

Salz

Zubereitung:

1. Eier aufschlagen und das Eiweiß vom Eigelb trennen.
2. Öl in einer Pfanne erhitzen und die Eigelbe bei niedriger Hitze einrühren. So lange verrühren, bis die Eigelb-Öl-Masse eine cremige Konsistenz angenommen hat. Mit etwas Salz bestreuen.
3. Nun das Wasser dazugeben und unter ständigem Rühren kurz aufkochen lassen. Pfanne vom Herd nehmen.
4. Butter und Frischkäse in die Soße einrühren und mit Salz abschmecken.
5. Als soße für Beilagen oder zu Gemüse servieren.

Gemüsedip aus und für Gemüse

Zubereitungszeit: 15 Minuten
2 Portionen

Zutaten:

100 g Möhre
100 g Zucchini
50 g saure Sahne
1 TL Olivenöl
Frische Petersilie
Frischer Schnittlauch
Salz

Zubereitung:

1. Möhre waschen, schälen und mit einer Reibe fein raspeln. Zucchini waschen und ebenfalls fein raspeln. Ein wenig Wasser in einem Topf erhitzen und das Gemüse darin für 3-4 Minuten weich dünsten.
2. In der Zwischenzeit Petersilie und Schnittlauch waschen, trocken schütteln und fein hacken.
3. Gemüse abgießen und in eine Schüssel geben und mit einem Stabmixer pürieren. Nun die Kräuter, die saure Sahne, das Olivenöl und eine Prise Salz hinzufügen und alles gut miteinander vermengen.
4. Als Dip zu Gemüse oder auch als Brotaufstrich servieren.

Rote-Beete-Sesam-Aufstrich

Zubereitungszeit: 25 Minuten
2 Portionen

Zutaten:

200 g Rote Beete
150 ml Wasser
1 TL Olivenöl
1 TL Mandelmus
½ TL Sesam
Frischer Basilikum
Salz

Zubereitung:

1. Rote Beete waschen, schälen und in feine Würfel schneiden. Wasser in einem Topf zum Kochen bringen und die Gemüsewürfel darin für 10-15 Minuten bei mittlerer Temperatur weich dünsten.
2. In der Zwischenzeit den Basilikum waschen, trocken schütteln und fein hacken.
3. Topf vom Herd nehmen und die Rote Beete mit einem Stabmixer pürieren. Olivenöl, Mandelmus und Basilikum hinzufügen und erneut pürieren.
4. Mit Salz abschmecken, Sesam unterrühren und als Dip oder Aufstrich servieren.

Schnelles Petersilien-Pesto

Zubereitungszeit: 10 Minuten
2 Portionen

Zutaten:

100 g frische Petersilie
2 Knoblauchzehen
1 EL Olivenöl
Salz

Zubereitung:

1. Petersilie waschen und trocken schütteln. Knoblauch schälen. Beide Zutaten gemeinsam mit dem Olivenöl in einen Standmixer geben und gut durchmixen.
2. Erneut mit Salz abschmecken und zu Nudelgerichten servieren.

Hinweis: Je nach Belieben können Sie die Petersilie auch durch Basilikum oder Feldsalat ersetzen und das Rezept durch gut verträglichen Gewürze erweitern. Lediglich auf die gereiften Käsesorten wie Parmesan oder Grana Padano sollten Sie bei der Zubereitung in jedem Fall aufgrund des hohen Histamingehaltes verzichten.

Medizinischer Haftungsausschluss

Die Inhalte dieses Ratgebers dienen ausschließlich der neutralen Information und Unterhaltung in Bezug auf die Themen histaminarme Ernährung. Es handelt sich keinesfalls um eine Empfehlung und ersetzt nicht den Besuch bei einem Arzt, Heilpraktiker oder Ernährungsberater. Der Ratgeber darf unter keinen Umständen als Grundlage für eine Eigendiagnose und Eigenbehandlung einer Erkrankung verwendet werden. Bei Beschwerden und für eine Diagnose sollte stets ein Arzt aufgesucht werden. Der Autor haftet für etwaige Schäden jedweder Art aus keinem Rechtsgrund.

Impressum

1. Auflage

Kontakt: Ruben Herzhoff / Mozartstr. 6 / 47239 Duisburg / booksunlimited85@gmail.com
Covergestaltung: germancreative @ fiverr

Oatmeal porridge
@ Mizina
Cream of Broccoli Soup
@ StephanieFrey
Ice cream
@ studioM
Bread muffins with spelt, millet and rice
@ HeikeRau
Fresh Vanilla Cookies
@ gyuszko
Potato Pancakes
@ bit245
Delicious apple sauce
@ studioM

Printed in Germany
by Amazon Distribution
GmbH, Leipzig

16636978R00085